D1721806

Schritt für Schritt zum richtigen Körpergewicht

Wie man die Signale des Körpers erkennt, richtig isst und jeden Tag genug Bewegung hat.
Eine praktische Anleitung, um das Gewicht zu senken und auf Dauer zu halten.

Gesundheitstipp **RATGEBER**

© Konsumenteninfo AG, Zürich
Alle Rechte vorbehalten
2. Auflage, September 2013

Autor: Christian Chevrolet
Übersetzung aus dem Französischen: Sarah Frehner
Redaktion und Produktion: Thomas Müller, Julia Wyss
Layout: Beat Fessler, Zbigniew Sroga
Korrektorat: Heinz Zollinger, Esther Mattille
Illustration Titelseite: Gettyimages
Druck: galledia AG, 9230 Flawil

Bestelladresse:
Gesundheitstipp, «Ratgeber»
Postfach 277, 8024 Zürich

ratgeber@gesundheitstipp.ch
www.gesundheitstipp.ch

ISBN: 978-3-907599-26-6

Vorwort

Der Weg des gesunden Menschenverstands

Die meisten Diäten sind Humbug. Die einen verbieten oder beschränken Nahrungsmittel, die für eine gesunde Ernährung essenziell sind. Die anderen empfehlen zwar, die Kalorienmenge einzuschränken und die körperlichen Aktivitäten zu steigern – was weit vernünftiger ist. Zugleich setzen sie aber überhöhte Ziele, die auf Dauer unerreichbar sind.

Überflüssige Pfunde zu verlieren braucht Zeit. Wer dennoch versucht, möglichst schnell abzunehmen, wird mit fast hundertprozentiger Sicherheit in den folgenden Monaten wieder zunehmen. Ein neuer Ansatz ist deshalb nötig, um das Gewicht in den Griff zu kriegen. Er basiert nicht auf neuartigen Experimenten oder soeben erfundenen Superdiäten, sondern auf wissenschaftlich fundierten Empfehlungen:

■ Dieser Ratgeber erklärt, wie der menschliche Körper funktioniert. Damit wird verständlich, wie und warum man Gewicht zulegt. In Kapitel 1 finden sich die wichtigsten Punkte, vertiefende Erklärungen in Kapitel 6.

■ Eine Analyse des Verhaltens vor, während und nach den Mahlzeiten weckt die Fähigkeit, (echte) Hunger- und Sattheitssignale wahrzunehmen.

■ Ein einfaches System unterscheidet zwischen Lebensmitteln, die man regelmässig essen, und anderen, deren Konsum man einschränken sollte. Es gibt vier Kategorien: dunkelgrün, hellgrün, orange und rosa. Keine ist verboten. Die Mahlzeiten sollten aber so gestaltet werden, dass die grünen allmählich die rosa- und orangefarbenen Lebensmittel ersetzen.

■ Abnehmen ohne zusätzliche körperliche Aktivität ist Unsinn. Doch das richtige Mass ist wichtig. Es bringt nichts, sich euphorisch in Fitnessprogramme zu stürzen, die man bald wieder aufgibt. Zum Ziel führen nur neue Gewohnheiten, die sich gut einhalten lassen.

Dabei hilft eine Reihe von Empfehlungen, Hinweisen und ganz praktischen Mitteln. So lässt sich das Gewicht halten, ohne dass man dabei die Gesundheit gefährdet. Das ist recht einfach. Abgesehen von einer gewissen «Lernphase» sind keine Berechnungen nötig. Doch eines sei klargestellt: Ganz von allein geschieht nichts! Um die Ernährung auf diese Weise umzustellen, braucht es so viel Entschlossenheit wie bei einer Diät. Die Essensgewohnheiten werden sich beträchtlich verändern gegenüber den bisherigen, die zu Übergewicht führten. Doch es ist der Mühe wert. Ist die Ernährung umgestellt, sind keine Einschränkungen oder übermenschlichen Anstrengungen mehr nötig. Es reicht aus, auf den eigenen Körper zu hören, die Nahrungsmittel gut auszuwählen und jeden Tag genug zu Fuss zu gehen.

Zürich, Juni 2013
Verlag und Autor

Inhalt

1
Der Körper
und seine
Bedürfnisse

2
Die Signale
der Sattheit
erkennen

3
Das richtige
Mass an
Bewegung

4
Mit Farben
und Zahlen
zum Ziel

5
Die drei
Pfeiler von
Pan Metron

6
Alles über
Nahrung und
Verdauung

7
Tabellen,
Stichwort-
register

Der Körper und seine Bedürfnisse
Welche Nährstoffe nötig sind

Das Körpergewicht lässt sich nur dann mehr oder weniger konstant halten, wenn ein Gleichgewicht zwischen der Energieaufnahme und dem Verbrauch besteht – eine Balance also zwischen den Nahrungsmitteln, die man zu sich nimmt, und den Kalorien, die der Körper benötigt.

In der heutigen Gesellschaft ist es eine grosse Herausforderung, in Sachen Ernährung die Balance zu finden. Denn Nahrungsmittel lassen sich überall und zu fast jeder Tageszeit konsumieren, während die körperlichen Aktivitäten einen Tiefstand erreicht haben.

Doch weshalb essen wir eigentlich? Ganz einfach: um zu überleben. Damit das Herz schlägt, damit die Muskeln zupacken, damit das Hirn arbeitet, aber auch damit die Lungen, die Nieren, die Leber oder die Drüsen funktionieren. Ohne die «Brennstoffe», die von den Nahrungsmitteln geliefert werden, kann der menschliche Körper diese Aufgaben unmöglich bewältigen.

Zwei Kategorien Nährstoffe
Die Nahrungsmittel setzen sich aus zahlreichen Nährstoffen zusammen, die sich in zwei grosse Kategorien einteilen lassen:
■ **Die Makronährstoffe.** Sie führen die nötige Energie zu und bestehen aus Kohlenhydraten (Zucker, Stärke), Proteinen (Eiweiss) und Lipiden (Fett).
■ **Die Mikronährstoffe.** Das sind die verschiedenen Vitamine und Mineralien, die oft unabdingbar sind, weil der Mensch sie nicht selbst produzieren kann.

Unterschiedliche Energiedichte
Die Makronährstoffe versorgen den Körper mit der notwendigen Energie, aber in unterschiedlichen Mengen. Bei den Kohlenhydraten und beim Eiweiss sind es 4 kcal (oft Kalorien genannt) pro Gramm, beim Fett 9 kcal pro Gramm.

Ein weiterer wichtiger Unterschied: Überschüssige Mengen an Kohlenhydraten und Fett werden an Orten gespeichert, wo rasch Fettpölsterchen entstehen – im Gegensatz zum Eiweiss, das ausserdem stark sättigend wirkt (siehe Seite 110). Diese Eigenschaften erklären den Aufschwung von Hyperprotein-Diäten wie etwa der Dukan-Diät, die allerdings längerfristig erhebliche Probleme verursachen.

Wer glaubt, dass es vor allem auf die Kalorien ankommt, um das Gewicht in den Griff zu bekommen, liegt grundsätzlich richtig. Je weniger Kalorien der Mensch zu sich nimmt, desto weniger nimmt er zu. Doch eine gewisse Kalorienmenge darf nicht unterschritten werden, sonst ist der Organismus plötzlich «beunruhigt». Der Körper versucht dann, die Fettreserven wiederaufzubauen, sobald er eine neue Gelegenheit dazu erhält. Das sind insbesondere jene «schwachen Momente», die es wahrscheinlich während jeder Diät oder im Anschluss daran gibt. Daraus erklärt sich der berüchtigte Jojo-Effekt (siehe Seite 17).

Die Qualität der Ernährung

Es genügt zudem nicht, einfach die Nahrungsmenge zu reduzieren oder ausschliesslich Bestandteile mit einer tiefen Energiedichte zu wählen. Wer sein Gewicht längerfristig stabilisieren möchte, sollte vielmehr auf Nahrungsmittel setzen, die genügend Proteine, Nahrungsfasern, Vitamine, Mineralien, aber auch Fettsäuren und Kohlenhydrate enthalten. Kurzum: Die Ernährungsqualität der Lebensmittel hat erste Priorität. Das gilt umso mehr, als die Natur vorgesorgt hat und die ernährungstechnisch vorteilhaften Nahrungsmittel oftmals auch wenig Kalorien haben (siehe Kapitel 5).

Schliesslich sollte nicht vergessen werden, dass es der Körper nicht mag, wenn man ihn unter Druck setzt. Er braucht Zeit, um zu seinen Reflexen zurückzufinden, die für das richtige Gewicht sorgen. Deshalb ist es wichtig, zu lernen, jedes Nahrungsmittel zu geniessen. Dabei hilft ein kleiner Trick: nach jedem Bissen die Gabel kurz ablegen. Es geht vor allem darum, beim Essen an das zu denken, was man gerade tut: essen. So nimmt man die Signale bald wieder wahr, die der Körper aussendet, wenn er satt ist.

Wer sein Essen rasch herunterschlingt, fühlt erst zu spät, dass der Magen voll ist. Zu diesem Zeitpunkt hat die Nahrung bereits den Darm erreicht. Und da nun Nährstoffe im Übermass vorhanden sind, steuern sie nicht nur jene Orte an, wo sie der Körper tatsächlich benötigt. Vielmehr wird die

überschüssige Nahrung in den Zellen abgespeichert, die das Fettgewebe bilden.

So weit die wichtigsten Fakten in Kurzversion. Wer mehr dazu erfahren möchte, findet eine ausführliche Darstellung in Kapitel 6 ab Seite 108.

Zu viele Menschen sind von der Waage besessen

Laut einem Gesundheitsbarometer aus dem Jahr 2006 wiegen erwachsene Europäer im Durchschnitt 72,2 Kilogramm (kg) und sind 169,9 Zentimeter (cm) gross. Bei den Männern sind es 78,9 kg auf 176,2 cm Körpergrösse und bei den Frauen 65,8 kg bei 163,9 cm.

Im europäischen Vergleich sind die Ungarn am schwersten (76,3 kg bei 169,4 cm), während die Italiener am wenigsten Gewicht auf die Waage bringen (68,7 kg bei 168,3 cm). Das mittlere Körpergewicht der Franzosen liegt bei 69,7 kg bei 168,0 cm und jenes der Deutschen bei 74,7 kg bei 171,8 cm (in der Schweiz liegen diesbezüglich keine Daten vor). Etwa zum gleichen Zeitpunkt wog der Durchschnittsamerikaner

88 kg bei einer Körpergrösse von 176 cm, die Durchschnittsamerikanerin sogar 75 kg bei 162 cm.

Obschon der europäische Mittelwert stetig ansteigt, kann er im Gegensatz zum US-amerikanischen als mehr oder weniger befriedigend bezeichnet werden. Dennoch geht aus der Umfrage hervor, dass sich 38 Prozent der befragten Personen zu dick finden (32 Prozent der Männer und 44 Prozent der Frauen). Dass dieser Anteil angesichts der Realität viel zu hoch ist, zeigen die folgenden Berechnungsformeln.

Formeln für das «Idealgewicht»
Das Körpergewicht eines 70 kg schweren Mannes mit einem wohlproportionierten Körperbau setzt sich aus 31,4 kg Muskeln, 10,4 kg Knochen und 17,7 kg anderen Bestandteilen wie innere Organe oder Blut zusammen. All diese Bestandteile werden als Magermasse bezeichnet. Hinzu kommen 10,5 kg Fettmasse.

Die Zusammensetzung des Körpergewichts einer 57 kg schweren Frau unterscheidet sich ziemlich stark davon: 20,6 kg Muskeln, 6,8 kg Knochen, 14,2 kg andere Bestandteile und vor allem 15,4 kg Fettmasse.

Doch: Selbst mit diesen Durchschnittswerten bleibt es ein Ding der Unmöglichkeit, das Idealgewicht einer Person zu ermitteln. Schon unzählige Forscher haben versucht, eine dafür allgemein gültige Formel zu entwickeln. Ihre Berechnungen wurden denn auch in den verschiedensten Diäten auf-

gegriffen, um die eine Frage zu beantworten: Wie viel sollte ich wiegen?

Im Folgenden sind einige dieser Formeln wiedergegeben. Das «Idealgewicht», das jeweils daraus resultiert, geht von folgenden Standardwerten aus: ein 170 cm grosser Mann, 64 kg schwer und 30 Jahre alt, mit normalem Körperbau und einem Handgelenkumfang von 15 cm.

- **Broca-Index**
  Grösse – 100
  Idealgewicht: **70 kg**
- **Formel von Monnerot-Dumaine**
  (Grösse – 100 +
  [4 x Handgelenkumfang]) : 2
  Idealgewicht: **65 kg**
- **Formel von Creff**
  (Grösse – 100 + [Alter : 10]) x
  0,9 x Index*
  * = 1, wenn man normal schlank ist
  Idealgewicht: **65,7 kg**
- **Formel von Lorentz**
  (Grösse – 100 –
  [(Grösse – 150) : S*])
  * S= 4 für Männer, 2 für Frauen
  Idealgewicht: **65 kg**
- **Formel von Huet und Godelsk**
  Grösse – 100 + (Alter : 10) –
  ([Grösse – 100] : 10 x S*)
  * S = 1 für Männer, 2 für Frauen
  Idealgewicht: **66 kg**

Das sogenannte Idealgewicht variiert also zwischen 65 kg und 70 kg, wobei die Untergrenze von 65 kg bevorzugt genannt wird. Wissenschafter sind sich heute aber einig, dass solche Berechnungen stark zufallsbedingt sind und deshalb vermieden werden sollten. Aus gesundheitlicher Sicht gibt es lediglich bestimmte Schwellen, die nicht überschritten werden sollten. Es sind die Minimalgrenzen zum Untergewicht sowie Maximalgrenzen zum Übergewicht.

Der Body-Mass-Index

Um die für ein gesundes Körpergewicht wichtigen Minimal- und Maximalgrenzen zu berechnen, benutzt man einen internationalen Massstab, den BMI (Body-Mass-Index). Die Formel ist einfach: Man dividiert das Gewicht (in kg) durch die Grösse (in m), die mit sich selbst multipliziert wurde. Beispiel für eine Person, die 64 kg wiegt und 170 cm gross ist: 64 : (1,70 x 1,70) = 22,1. Der BMI für verschiedene Körpergrössen und -gewichte lässt sich in der Tabelle auf Seite 130 direkt ablesen.

Der BMI ist in sechs Bereiche eingeteilt, vom Untergewicht bis zur Fettleibigkeit (Adipositas) in massiver Form:

- **Untergewicht:** bis 18,4
- **Normalgewicht:** 18,5 bis 24,9
- **Übergewicht:** 25 bis 29,9
- **leichte Fettleibigkeit:** 30 bis 34,9
- **starke Fettleibigkeit:** 35 bis 39,9
- **massive Fettleibigkeit:** ab 40

Es ist nicht nur absurd, sondern sogar gefährlich, abnehmen zu wollen, wenn der BMI ein Untergewicht ausweist. Umgekehrt sollte man sich gewisse Fragen stellen, wenn man die Grenze zum Übergewicht überschritten hat, und ab der Stufe Fettleibigkeit sollte eine medizinische Behandlung in Betracht gezogen werden.

Der BMI in der Schweiz

Zwar gibt es keine Statistiken zum Gewicht der Bevölkerung in der Schweiz. Eine neue Studie des Schweizer Bundesamts für Statistik (BFS) ermöglicht jedoch die Ermittlung des durchschnittlichen Body-Mass-Index (BMI).

Im Jahr 2007 litten demnach mehr als 2,3 Millionen Menschen über 15 Jahren unter Übergewicht oder sogar Fettleibigkeit; Männer (46,3 Prozent) sind davon viel stärker betroffen als Frauen (28,6 Prozent). Das Übergewicht akzentuiert sich mit dem Alter; während es in der tiefsten Altersgruppe nur 11,5 Prozent trifft, sind 52,1 Prozent der Personen zwischen 65 und 74 Jahren übergewichtig oder sogar fettleibig. Im letzten Lebensabschnitt nimmt die Zahl wiederum leicht ab (siehe Tabelle auf Seite 130).

Die Gewichtskurve steigt seit 1992 klar an, wenn auch in den letzten fünf Jahren etwas weniger stark.

Gleichzeitig gibt es aus gesundheitlicher Perspektive keinen Anlass abzuspecken, solange der BMI ein Normalgewicht ausweist. Greifen wir das Beispiel mit den verschiedenartigen Formeln zur Berechnung des Idealgewichts noch einmal auf. Unser Mann, der 170 cm misst und 64 kg schwer ist, hat einen BMI von 22,1, das heisst ein korrektes Gewicht ohne jegliches Gesundheitsrisiko. Die Bandbreite seines Normalgewichts liegt zwischen 18,5 und 24,9. Somit kann das Gewicht bei einer Körpergrösse von 170 cm zwischen 54 und 72 kg liegen, was einem Spielraum von ganzen 18 kg entspricht. Doch warum lässt der BMI einen so grossen Spielraum zu? Die Erklärung ist einfach. Bei dieser Formel handelt es sich um die Berechnung eines

Durchschnitts. Dabei werden zahlreiche bedeutende Faktoren ausser Acht gelassen:

- **Der Körperbau.** Die Muskelmasse ist unterschiedlich. Ein Leistungssportler kann einen erhöhten BMI aufweisen, ohne überflüssige Pfunde auf den Rippen zu haben.
- **Das Geschlecht.** Bei Frauen macht die Fettmasse einen deutlich grösseren Anteil der Körpermasse aus.
- **Die Körperform.** Eine Person mit einem BMI von 27 und viel Fett im Bauchbereich ist gesundheitlich stärker gefährdet als eine Person mit BMI 30 und viel Fett an den Oberschenkeln und am Gesäss.
- **Das Alter.** Der BMI ist nur bei erwachsenen Personen zwischen 18 und 65 Jahren gültig. Zudem ist eine gewisse Gewichtszunahme mit steigendem Alter in den Industrieländern normal. In Frankreich etwa beträgt die Gewichtszunahme zwischen 20 und 60 Jahren durchschnittlich 8 kg bei den Frauen und 12 kg bei den Männern.

Beliebte Diäten zur Gewichtsreduktion

In der westlichen Gesellschaft hegen immer mehr Menschen den Wunsch nach einem flachen Bauch. Der Trend, der schlanke oder gar magere Menschen zum Schönheitsideal kürt, wird offenbar immer stärker. In Frankreich

zum Beispiel will gemäss der letzten individuellen nationalen Umfrage zum Nahrungskonsum (Inca) jede zweite Frau von mittlerer Statur abnehmen. So haben 50 Prozent entweder im Jahr, in dem die Umfrage durchgeführt wurde, oder im Jahr davor eine gewichtsreduzierende Diät gemacht.

Zum selben Schluss kam eine Studie des Schweizer Netzwerks Gesundheit und Ernährung (Nutrinet) im Jahr 2012. Darin gaben 67 Prozent der Frauen und 39 Prozent der Männer an, mindestens einmal in ihrem Leben eine Diät gemacht zu haben. Weit mehr erstaunt jedoch die Tatsache, dass 70 Prozent von ihnen keine bestimmte Methode anwenden, sondern die Ernährung einfach den eigenen Vorstellungen entsprechend umstellen. Meist wird kurzerhand die Menge der Nahrungsmittel verringert. Es kommt aber auch vor, dass auf gewisse Nahrungsmittel ganz verzichtet wird, was sich negativ auf die Ausgewogenheit der Ernährung auswirkt. In Anbetracht dieser Zahlen ist anzunehmen, dass sich die übrigen 30 Prozent jeweils auf eine der vielen Diäten verlassen, die gerade in Mode sind.

In Frankreich sind laut einem Bericht der für Lebensmittelsicherheit, Umweltschutz und Arbeitsschutz zuständigen Behörde (Anses *) 80 Prozent der Personen, die eine Diät befolgten, im darauffolgenden Jahr mindestens wieder gleich schwer wie zuvor. Damit bestätigt die Behörde: Diäten bringen nichts. Diese Erkenntnis wird

---

* «Evaluation der Risiken im Zusammenhang mit Ernährungspraktiken, die auf Gewichtsreduktion ausgerichtet sind», Agence nationale de sécurité sanitaire de l'alimentation, de l'environnement et du travail (Anses), November 2010 (französisch).

dadurch bestärkt, dass mindestens die Hälfte der 20 Prozent Erfolgreichen im Laufe der Zeit ebenfalls wieder an Gewicht zulegt.

15 (schlechte) Beispiele

Um sich die Gründe für den programmierten Misserfolg besser erklären zu können, lohnt es sich, einige der gängigen Diäten etwas genauer zu betrachten. Der Fokus liegt auf jenen, die im Internet am meisten zitiert werden oder im Buchhandel die höchsten Verkaufszahlen erzielen. Wohlgemerkt: Keine dieser Hungerkuren hält einer näheren Prüfung stand. Vorab nun eine Beschreibung der jeweiligen Diät, gefolgt von einer allgemeinen Kritik:

1 Die Atkins-Diät

Diese Diät besteht aus vier verschiedenen Etappen:

■ In der ersten Phase, die mindestens zwei Wochen dauert, müssen Kohlenhydratquellen wie Zucker, gezuckerte Produkte, stärkehaltige Nahrungsmittel, Hülsenfrüchte, Früchte, Milch, Joghurt gemieden werden. Es sind nicht mehr als 20 g Kohlenhydrate pro Tag erlaubt. Auch der Konsum von Gemüse wird eingeschränkt. Hingegen gibt es kaum Obergrenzen für eiweiss- oder fettreiche Nahrungsmittel wie Fleisch, Eier, Käse, Rahm, Mayonnaise oder Butter.

■ In der zweiten Phase werden die kohlenhydrathaltigen Lebensmittel, also Früchte, Getreide- oder

Das sagt der Bauchumfang aus

Fett ist nicht gleich Fett. Es gilt zu unterscheiden zwischen dem subkutanen Fett, das sich direkt unter der Hautoberfläche ansammelt, und dem Viszeralfett, das sich tief unten in der Bauchhöhle einlagert. Deshalb sollte man auch nicht Äpfel mit Birnen vergleichen.

Die meisten übergewichtigten Frauen haben eine Silhouette in Birnenform. Ihr Fett setzt sich eher subkutan und im unteren Teil des Körpers fest – auf Höhe von Hüften, Gesäss, Oberschenkeln und manchmal Knien.

Übergewichtige Männer – zunehmend auch Frauen – haben die Form eines Apfels. Ihr Fett sammelt sich viszeral am Bauch und im oberen Teil des Körpers an (Brustkorb, oberer Rücken, Hals, Kinn und Gesicht).

Für einmal ist der Mann im Nachteil. Seine tiefer liegenden Viszeralfette sind deutlich schädlicher als die Fette direkt unter der Haut. Sie kurbeln einerseits die Produktion von Glucose (Blutzucker) an, was das Diabetes- und Insulinresistenz-Risiko erhöht. Andererseits veranlassen diese Fette den Körper, mehr «schlechtes» Cholesterin herzustellen (siehe Kasten Seite 114) und den Anteil des «guten» Cholesterins HDL zu reduzieren. Fett im Bauchbereich kann zudem zu Kurzatmigkeit führen. Deshalb ist es wieder aktuell geworden, den Taillenumfang zu messen. Damit lässt sich nämlich feststellen, ob eine Person an Bauchfettleibigkeit (abdominale Adipositas) leidet.

Und so gehts: Man stellt sich unbekleidet hin, die Füsse schulterbreit auseinander. Leicht atmen (ohne den Bauch einzuziehen oder herauszustrecken). Dabei mit einem Massband den Umfang der Taille wenig oberhalb des Bauchnabels, genau zwischen dem oberen Beckenrand und der letzten Rippe messen. Werden 88 cm bei Frauen und 102 cm bei Männern überschritten, empfiehlt es sich, einen Arzt zu konsultieren.

Milchprodukte Schritt für Schritt wieder eingeführt.

■ In der dritten Phase, der sogenannten Stabilisierungsphase, wird die Kohlenhydratzufuhr um 10 g pro Tag erhöht.

■ Hat sich das Wunschgewicht im Laufe von vier Wochen eingependelt, wird die letzte Etappe eingeläutet. Nun beträgt die erlaubte Kohlenhydratmenge 60 g, was zwei Früchten sowie zwei Brotscheiben pro Tag entspricht. Diese Phase wird bis zum Lebensende weitergeführt.

❷ Kalifornische Diät

Grundlage ist die mediterrane Ernährung, Olivenöl wird folglich wärmstens empfohlen. Zudem wird zwischen Männern und Frauen unterschieden. Die Diät ist in zwei Phasen aufgeteilt:

■ In der Phase der sogenannten Zucker-«Entgiftung» sind Nahrungsmittel mit Zucker untersagt. Aber auch Produkte mit Weissmehl, Früchte sowie Kartoffeln sind nicht erlaubt.

■ Erst in einer zweiten Phase sind Früchte, eine grössere Auswahl an Gemüse und sogar ein Glas Wein erlaubt. Diese Etappe der Diät wird weitergeführt, bis das Wunschgewicht erreicht ist.

❸ Die «Zitronen-Entgiftungs»-Diät

Es handelt sich eher um eine Art Fastenkur als um eine Diät. Bei Anfängern dauert sie fünf bis sieben Tage, erfahrenere Personen sollen zehn Tage durchhalten. Man beschränkt sich auf ein Getränk aus Zitronensaft und Ahornsirup.

Dabei soll die Zitrone «wie ein inneres Reinigungsmittel wirken, das die überflüssigen Fettpolster auflöst».

❹ Die Chrono-Diät

Ziel ist es, den Konsum von Nahrungsmitteln mit der biologischen Uhr in Einklang zu bringen. Das Frühstück enthält viel Fett, aber keinen Zucker. Das Mittagessen ist eiweissreich, der Zvieri umfasst Früchte und schwarze Schokolade und das Nachtessen ist leicht verdaulich. Die Reihenfolge der Mahlzeiten darf nicht verändert werden, Nahrungsmittel tierischer Herkunft sind Nahrungsmitteln pflanzlicher Herkunft vorzuziehen.

❺ Die Cohen-Diät

Sie umfasst drei Etappen:

■ Der «Booster-Effekt» soll erlauben, dank einer zuckerarmen Ernährung (weniger als 40 g pro Tag) in kurzer Zeit viel abzunehmen, das heisst fünf Kilogramm in zwei Wochen. Diese Phase dauert maximal einen Monat.

■ Weiter geht es mit der «Ausgewogenheits-Diät», die spezielle Menüs umfasst. Dabei sollten 1200 bis 1500 kcal pro Tag nicht überschritten werden.

■ In der dritten Phase, der sogenannten Konsolidierung, gilt der Menüplan der Phase zwei nur noch für jeweils eine der beiden Hauptmahlzeiten.

Falls man später wieder an Gewicht zulegt, so wird empfohlen, sich von Neuem für einige Tage nach den Vorgaben der ersten Phase zu ernähren.

6 Die Dukan-Diät

Diese beliebte Hyperprotein-Diät umfasst vier Stufen:

■ Während der fünftägigen Angriffsphase sind ausschliesslich 72 sehr eiweissreiche Nahrungsmittel erlaubt.

■ In der Aufbauphase wechseln sich Tage mit eiweissreichen Nahrungsmitteln ab mit Tagen, an denen zusätzlich 28 Gemüsesorten erlaubt sind.

■ Die Konsolidierungsphase dauert zehn Tage für jedes verlorene Kilo. Erlaubt sind sowohl die proteinreichen Nahrungsmittel der Startphase als auch die Gemüse der Aufbauphase. Hinzu kommt eine begrenzte Menge von Früchten, Vollkornbrot, Käse, zwei Suppenlöffel Haferkleie und ein Spaziergang von 25 Minuten.

■ In der definitiven Erhaltungsphase – die bis zum Lebensende weitergeführt wird – müssen täglich drei Esslöffel Haferkleie gegessen werden. Vor allem müssen aber jede Woche an einem fixen Tag (dem Donnerstag) die Bedingungen der Angriffsphase eingehalten werden.

7 Die Fricker-Diät

Diese Hyperprotein-Diät ist etwas weniger extrem als die Dukan-Methode, dafür reduziert sie die Kalorienzahl stärker. Es gibt zwei Versionen davon, «Hochgeschwindigkeit» und «Topform».

■ Fleisch, Fisch, Milchprodukte, Früchte und mindestens 400 g kohlenhydratarmes Gemüse stehen auf dem Speiseplan der ersten Phase, die drei bis acht Wochen dauert. Viele Proteine also, kombiniert mit wenig Fett.

■ In der zweiten Phase kommen Getreideprodukte, einige stärkehaltige Nahrungsmittel und Brot hinzu. Der Körper kann sich so während mindestens zwei Wochen wieder an eine reichhaltigere Ernährung gewöhnen.

■ Ab der letzten Phase dürfen Nahrungsmittel, die viel «langsame» Kohlenhydrate (siehe Seite 118) enthalten, wieder nach Belieben konsumiert werden.

8 Die Mayo-Diät

Sie ist mit 800 bis 1000 kcal pro Tag ausgesprochen strikt und muss zwei Wochen durchgehalten werden. In diesem Zeitraum sind Fette, Zucker, stärkehaltige Nahrungsmittel und Milchprodukte verboten, auch Früchte sind nur beschränkt erlaubt. Hingegen müssen täglich sechs Eier gegessen werden.

9 Die Miami-Diät

■ In der ersten Phase von zwei Wochen sind Brot, Reis, Teigwaren, Kartoffeln, fettes Fleisch sowie sämtliche Früchte verboten.

■ Diese Nahrungsmittel werden in Phase zwei in begrenzten Mengen wieder eingeführt. Diese Phase wird so lange eingehalten, bis das Wunschgewicht erreicht wird.

■ Die dritte und endgültige Phase soll nicht einer Diät, sondern vielmehr einer gesunden Lebensweise entsprechen. Wer jedoch verlorene Kilos wieder zunimmt, der muss von Neuem bei Phase eins beginnen.

10 Die Montignac-Diät

Diese Trennkost, auch Manager-Diät genannt, meidet gewisse Kohlenhydrate, die nach einem «glykämischen Index» (siehe Seite 118) als «schlecht» eingestuft werden.

■ In der ersten Phase von mindestens zwei Monaten wird auf Nahrungsmittel verzichtet, die sowohl Fett als auch Zucker enthalten. Speisen wie Schokolade oder Avocado, die zugleich Fett und Kohlenhydrate enthalten, sollten ebenso gemieden werden wie Kartoffeln, weisser Reis, weisse Teigwaren, Weissmehl oder Weissbrot. Während des Essens sollte man so wenig wie möglich trinken.

■ Die zweite Phase dient dazu, das erreichte Gewicht beizubehalten. Dazu werden die Prinzipien der Phase eins etwas gelockert.

11 Die Ornish-Diät

Bei dieser vegetarischen Diät wird der Konsum von Fett stark eingeschränkt. Erlaubt sind 15 bis 25 g pro Tag, während der Ballaststoffanteil hoch bleibt. Fleisch, Fisch, Avocado, Oliven und Butter sind zu meiden, frisches Gemüse und Früchte sind nach Belieben erlaubt.

Da eine solche Ernährung zwangsläufig Hunger auslöst, empfiehlt der Autor dieser Diät, anstelle von täglich drei Hauptmahlzeiten öfter kleinere Zwischenmahlzeiten zu sich zu nehmen.

12 Die Scarsdale-Diät

Die Ziele der Diät des US-amerikanischen Kardiologen Tarnower sind hoch gesteckt: 0,5 kg Gewichtsabnahme pro Tag, das heisst sieben Kilogramm in zwei Wochen. Das Frühstück setzt sich aus einer halben Grapefruit, einer Scheibe Vollkornbrot sowie Tee oder Kaffee nach Belieben zusammen. Die anderen Mahlzeiten bestehen aus magerem Fleisch oder Fisch sowie Gemüse, enthalten aber weder Alkohol oder Milch noch Fruchtsaft.

13 Die Kohlsuppen-Diät

Während einer Woche gehört zu jeder Mahlzeit ein Teller Suppe mit hohem Kohlanteil. Dazu kommen Früchte (Tag 1), Gemüse (Tag 2), Früchte und Gemüse (Tag 3), Bananen und Magermilch (Tag 4), Rindfleisch und Tomaten (Tag 5), Kalbfleisch und Gemüse (Tag 6) sowie Vollreis, ein ungezuckerter Fruchtsaft und Gemüse (Tag 7).

14 Die Weight-Watchers-Diät

Sie wird oft für die harmloseste der Diäten gehalten. Einerseits weil sie versucht, für eine ausgeglichene Ernährung zu sensibilisieren, andererseits weil täglich eine halbe Stunde körperliche Aktivität auf dem Plan steht.

Für jede Person wird ausgehend von Grösse, Gewicht, Alter und Geschlecht ein «Pro-Points-Budget» berechnet, das unter Einhaltung von gewissen Tagesempfehlungen aufgebraucht werden darf, zum Beispiel: mindestens 200 g Früchte und 300 g Gemüse, zwei bis drei Milchprodukte, 1,5 Liter Flüssigkeit (davon 1 Liter Wasser). Die Spezialität dieses Systems besteht darin, dass man sich bei der Teilnahme gegenseitig unterstützt, meist in Gruppendiskussionen.

Einstufung der häufigsten Diäten

	Eiweissreiche Diät	Kohlenhydratreiche Diät	Fettreiche Diät
Extrem kalorienarm **(unter 800 kcal)**	8 Mayo 12 Scarsdale	3 Zitronen-Entgiftung 13 Kohlsuppen	
Sehr kalorienarm **(800 bis 1200 kcal)**	1 Atkins 1 2 Kalifornische 1 (F) 7 Fricker 1, 2 und 3		1 Atkins 1 2 Kalifornische 1 (F) 9 Miami 2 10 Montignac 2
Kalorienarm **(1200 bis** **1500 kcal)**	5 Cohen 1 7 Fricker 1+, 3+ 9 Miami 1	11 Ornish 14 Weight Watchers	5 Cohen 1 9 Miami 1 10 Montignac 1
Nicht kalorienarm **(über 1500 kcal)**	1 Atkins 2 5 Cohen 2 6 Dukan 1, 2 und 3 7 Fricker 2+		1 Atkins 2 und 3 2 Kalifornische 1 (M) 4 Chrono 5 Cohen 2 6 Dukan 2 9 Miami 3 15 Zone

Die Zahl hinter der Diät-Bezeichnung entspricht der Diät-Phase.
M Männer; F Frauen; + Variante Topform

QUELLE: ANSES-STUDIE NOVEMBER 2010

15 Die Zone-Diät

Bei amerikanischen Stars steht sie hoch im Kurs. Es geht darum, den Insulinspiegel so zu regulieren, dass eine Gewichtsabnahme möglich wird. Teigwaren, Reis, Getreide, Brot, Trockenfrüchte oder Fruchtsäfte sind nicht erlaubt. Die Ernährungsaufteilung sollte folgendermassen aussehen: 40 Prozent Kohlenhydrate, 30 Prozent Fett und 30 Prozent Eiweiss in drei Mahlzeiten und zwei Zwischenmahlzeiten (um 17 Uhr und um 23 Uhr).

Fazit: Zu viel – oder zu wenig

Wie erwähnt kann keine dieser Diäten wirklich überzeugen. Einige sind sogar richtig gefährlich für den Körper: Bei einer durchschnittlichen physischen Aktivität liegt nämlich der Energiebedarf von Frauen bei 1800 kcal, von Männern bei 2200 kcal pro Tag. Die meisten Diäten sind deshalb unterkalorisch, zumindest in der Anfangsphase. Einige bleiben dabei in einem angemessenen Rahmen, andere hingegen senken die Einnahme von Kalorien unverhältnismässig stark ab. Die Details zu den einzelnen Diäten zeigt die Tabelle auf Seite 132.

Bei fast allen gewichtsreduzierenden Diäten geht es darum, dem Körper gewisse Elemente vorzuenthalten, damit er auf die Fettreserven zurückgreifen muss. Tatsächlich befinden sich die grössten Energiereserven in den 35 Milliarden Zellen, die das Fettgewebe bilden. Es darf jedoch nicht vergessen werden, dass der Körper nicht in jedem Fall zuallererst diese Reserven mobilisiert. Er greift nämlich auch auf die Magermasse zurück – sprich die Muskeln. Das wiederum entspricht definitiv nicht dem Sinn und Zweck einer Diät. Hinzu kommt, dass alle Diäten die benötigte Menge von mindestens einem Makro-Nährstoff (Kohlenhydrate, Eiweiss oder Fett) entweder zu hoch oder zu tief einschätzen:

■ **Falsche Eiweissmenge.** Bei normalgewichtigen Personen beträgt die empfohlene Nährstoffzufuhr (ENZ) 0,83 g Proteine pro Kilogramm Körpergewicht und Tag (g/kg/Tag). Die Autoren der Anses-Studie mussten jedoch feststellen: Bei den beschriebenen Diäten wird diese Grenze in 80 Prozent der Phasen überschritten. Extrem hoch ist die Proteinzufuhr bei Dukan (mehr als 2,2 g/kg/Tag). Im Gegensatz dazu ist Eiweiss bei der «Zitronen-Entgiftungs»-Diät praktisch inexistent.

Ein Eiweissdefizit führt aber unausweichlich zu einem Verlust an Muskelmasse. Selbstverständlich ist nicht allein der Proteinmangel schuld daran, denn jeder Gewichtsverlust geht teilweise auf Kosten der Muskeln. Doch es konnte aufgezeigt werden, dass sich der Muskelverlust begrenzen lässt, wenn man mehr Eiweiss als 1,05 g/kg/Tag zu sich nimmt und gleichzeitig Sport treibt. Auch für die allgemeine Gesundheit ist es zwingend, dass man jeden Tag genug Eiweiss zu sich nimmt.

Besteht umgekehrt ein Risiko darin, zu viel Eiweiss zu konsumieren? Ja, sagen die Forscher. Erstens, weil Eiweiss tierischer Herkunft automatisch «schlechte» gesättigte Fettsäuren mit sich bringt. Zweitens, weil der Überschuss in Harnstoff umgewandelt und über den Urin ausgeschieden wird. Dabei wird wertvolles Kalzium ausgeschwemmt. Schliesslich besteht auch die Gefahr, dass die Niere durch ihre ständige Überbeanspruchung beschädigt wird.

■ **Falsche Kohlenhydratmenge.** In fast allen Diätphasen liegt die Kohlenhydratzufuhr unter der ENZ von 50 bis 55 Prozent der gesamten Energiezufuhr. Bei Dukan sind es in den Phasen eins und zwei nur gut 10 Prozent. Den Rekord aber hält Atkins mit 5 Prozent in der ersten Phase. Ins Gegenteil verfallen die «Zitronen-Entgiftungs»-Diät (über 90 Prozent) und die Ornish-Diät (80 Prozent). Weight Watchers hebt sich demgegenüber positiv ab: Die Kohlenhydratzufuhr entspricht genau den Empfehlungen.

Wie erwähnt wollen die Diäten den Körper mit einer beschränkten Kohlenhydratzufuhr dazu zwingen, auf die Fettzellen zurückzugreifen, um sich die fehlende Energie zu beschaffen (siehe Seite 118). Rein theoretisch geht dieses Prinzip zwar auf, allerdings auf Kosten der Muskeln, denen dabei ebenfalls Energie entzogen wird. Um die Zufuhr von Zucker respektive Kohlenhydraten zu beschränken, sind in vielen Diäten Früchte und Gemüse nur begrenzt erlaubt. Das hat den Nachteil, dass deren hoher Nährwert – Vitamine, Mineralien, Ballaststoffe – sowie in gewissen Fällen ihr Sättigungswert ausser Acht gelassen wird.

■ **Falsche Fettmenge.** Grosse Unterschiede lassen sich bei den meisten Diäten auch beim Anteil von Fett ausmachen. Während bei der einen Hälfte der Diätphasen zu viel davon vorgeschrieben ist – also mehr als die 35 bis 40 Prozent der empfohlenen gesamten Energiezufuhr –, begrenzen 40 Prozent der Diätphasen den Fettanteil zu stark. Atkins und Cohen fallen dabei mit viel zu viel Fettkonsum auf, während die «Zitronen-Entgiftung» und Ornish ein Manko an Lipiden haben.

Das grösste Mangelrisiko besteht bei den essenziellen Fettsäuren. Der Körper kann sie selber praktisch nicht herstellen, benötigt sie aber unbedingt. Fachleute gehen davon aus, dass die Grenze in den westlichen Gesellschaften bei einem Fettanteil von weniger als 30 Prozent der gesamten empfohlenen Energiezufuhr liegt. Machen die Lipide weniger aus, trägt der Mensch Schäden davon, weil der Körper zu wenig der mehrfach ungesättigten Fettsäuren erhält, insbesondere der DHA, einer wichtigen Omega-3-Fettsäure. Der umgekehrte Fall, nämlich eine übermässige Fettzufuhr (Energie 9 kcal pro Gramm), ist ab Seite 112 ebenfalls erläutert. Dort sind die Auswirkungen auf die Gewichtskontrolle und den Cholesterinspiegel beschrieben.

Manche Diäten kumulieren gleich mehrere Mängel. Die Dukan-Diät sieht sowohl zu viel Eiweiss als auch zu viele Lipide vor, hinzu kommt, dass auch die Kohlenhydratzufuhr sehr hoch ist.

Kurzum: Nichts ist bei dieser Diät, wie es sein sollte.

■ **Zu wenig Mikronährstoffe.** Eine Analyse zeigt überdies: Wer eine Diät macht, nimmt oft entweder zu wenige oder aber übermässig viele Mikronährstoffe (Vitamine, Mineralien und Spurenelemente) auf. Wie stark die Abweichungen im Einzelnen sind, zeigt die Tabelle auf Seite 132. Dort wird die empfohlene Nährstoffzufuhr verglichen mit der tatsächlichen Nährstoffversorgung eines typischen Tagesprogramms aus der jeweiligen Diätphase.

Was Diäten anrichten können

Zusammenfassend lässt sich sagen: Bei all diesen Diäten gehen die verlorenen Kilos nicht ausschliesslich aufs Konto der Fettmasse, sondern auch zulasten der Muskeln. Dies gilt für jeden Gewichtsverlust in allzu kurzer Zeit, der nicht durch eine gesteigerte körperliche Aktivität kompensiert wird.

Die Begleitschäden, die dadurch entstehen, wiegen schwer. Sie fördern auch den berüchtigten Jojo-Effekt, der mit den meisten Diäten einhergeht. Das können Diäten bewirken:

■ Wer seinen Fettpölsterchen den Kampf ansagt, will keine Muskelmasse verlieren. Geschieht es dennoch, wird der Körper geschwächt – was sich kaum mit der Willenskraft vereinbaren lässt, die bei einer Diät nötig ist.

■ Durch den Abbau der Muskelmasse verändert sich auch der Stoffwechsel. Der Grundumsatz

17

Energieverbrauch im Ruhezustand

Der Körper benötigt viel Energie, um zu funktionieren. Sogar im kompletten Ruhezustand, nüchtern und bei neutralen Wärmebedingungen (21 Grad, leichte Kleidung) verbraucht ein junger Erwachsener 1 bis 1,2 kcal pro Minute, was ungefähr 1500 kcal pro Tag entspricht. Da dieser Bedarf nicht vom Körpergewicht, sondern von der Magermasse abhängt, verbrauchen die Männer im Ruhezustand automatisch mehr Energie als die Frauen, weil ihr Körper von Natur aus einen niedrigeren Fettanteil hat (siehe Seite 10).

Hinzu kommt der Energieaufwand für die Wärmeregulation – ein Mechanismus, der es dem Körper ermöglicht, die Temperatur konstant zu halten – von ungefähr 150 kcal pro Tag. Auch die Energie, die für die Verdauung der Nahrungsmittel verbraucht wird, muss miteinbezogen werden. Das sind ebenfalls rund 150 kcal pro Tag. Das ergibt einen Energieverbrauch im Ruhezustand von 1800 kcal (1500 + 150 + 150 = 1800 kcal).

sinkt. Das heisst, der Energiebedarf des Körpers im Ruhezustand verringert sich. Diese Entwicklung ist schwerwiegend: Eine Negativspirale entsteht, denn wer die verlorenen Kilos nicht gleich wieder zunehmen möchte, muss sich immer weiter einschränken (siehe Kasten).

■ Vier von fünf Personen, die eine Diät machen, haben innerhalb eines Jahres wieder ihr Ausgangsgewicht erreicht. Manche legen unter dem Strich sogar an Gewicht zu. Der Anteil ist noch höher, wenn der Beobachtungszeitraum mehr als ein Jahr beträgt. Der Grund: Die Adipozyten, das sind die Zellen, die das Fettgewebe bilden (siehe Seite 118), warten nur darauf, sich von Neuem zu füllen.

Und dafür ist viel weniger Zeit nötig, als für den neuerlichen Aufbau der Muskelmasse.

■ Die Einschränkungen der Diäten und der teilweise empfohlene übermässige Konsum gewisser Nährstoffe kontrastieren oft stark mit den tatsächlichen Bedürfnissen unseres Körpers. Manchmal werden dadurch sogar Mangelerscheinungen ausgelöst. Solche Missbräuche können sich negativ auf die Gesundheit auswirken (siehe Kapitel 3).

■ Wer jede Kalorie zählt und sich jeden Morgen auf die Waage stürzt, wer gewisse Nahrungsmittel verteufelt und sie sich deshalb verbietet oder sie durch andere Nahrungsmittel ersetzt, ohne einen Gedanken an deren Qualität zu verschwenden, der bringt nicht mehr genügend Gehör für den eigenen Körper auf. Die Folge: Man erkennt echte Hunger- und Sättigungsgefühle nicht mehr (siehe Kapitel 2).

In den folgenden Kapiteln geht es darum, diese Feststellungen einzeln aufzugreifen und zu sehen, wie sich die Falle der gewichtsreduzierenden Diäten umgehen lässt.

Die Signale der Sattheit erkennen
Wie der Körper zeigt, dass er genug hat

Der Organismus ist ausserordentlich raffiniert aufgebaut. Er ist fähig, Hungergefühle auszulösen oder Sattheit anzukündigen. Damit passt er die Nahrungszufuhr seinem Energiebedarf an – sofern der Mensch die Signale erkennt und richtig nutzt.

Der Mensch gehört zur Gattung der tagaktiven Lebewesen. Er lebt und ernährt sich tagsüber, nachts hingegen schläft und fastet er. Der Körper, der ununterbrochen Energie verbraucht, teilt seine Ressourcen dementsprechend ein. Er legt Energiereserven an, die später bei Bedarf freigesetzt werden.

Tagsüber, in der Ernährungsphase, unterscheidet sich der Mensch von den anderen Lebewesen. Während sie stets dann essen, wenn der Körper danach verlangt, passt er sich beim Essen weitgehend sozialen Normen an. Festgelegt ist darin nicht nur eine bestimmte Uhrzeit für die jeweilige Mahlzeit, sondern oft auch die Zusammensetzung der Speisen.

Die Wissenschaft gliedert die Essenszyklen in drei Phasen:
■ eine Phase vor und zu Beginn einer Mahlzeit, die von Hungergefühlen geprägt ist (präingestive Phase);
■ eine Essensphase mit einsetzendem Verdauungsprozess, während der ein zunehmendes Sättigungsgefühl ausgelöst wird (ingestive Phase);
■ eine Phase nach dem Essen, die sich durch ein Sattheitsgefühl auszeichnet. Sie dauert bis zur nächsten Mahlzeit an, kann also unterschiedlich lang sein (postingestive Phase).

Zusammenspiel von Sinnen und Sensoren

Seit den 1940er-Jahren ist bekannt, wo im menschlichen Körper die Hunger- und Sattheitsgefühle reguliert werden. Es ist eine kleine Gehirnregion nahe der Schädelhöhlendecke mit der Bezeichnung Hypothalamus. Sie übernimmt zugleich weitere Aufgaben und steuert beispielsweise den Schlaf oder die Körpertemperatur.

Die nötigen Informationen erhält der Hypothalamus durch eine Fülle von Signalen, die in einer Wechselbeziehung zueinander stehen. Manche beziehen sich auf das, was wir essen werden oder gerade gegessen haben. Sie leiten sensorische Eindrücke weiter und berichten davon, wie sich die Nährstoffe durch den Verdauungsapparat bewegen. Andere geben Auskunft über die Grösse einer Mahlzeit und ihre Dauer, über den Moment der Sättigung, und sie sorgen da-

Sättigung und Sattheit

Sättigung ist nicht dasselbe wie Sattheit. Die Unterschiede:
■ **Die Sättigung** entspricht jenem Moment, in dem der Hunger gestillt ist. Dieses kurzfristige Gefühl entsteht, wenn der Magen voll ist.
■ **Die Sattheit** entspricht jenem Zeitraum, in dem das Hungergefühl verschwunden ist. Normalerweise dauert diese Phase vom Ende einer Mahlzeit bis zur nächsten.

für, dass sich das Gefühl der Sattheit breitmacht, bis der Körper wieder neue Nahrung benötigt. Spezialisten bezeichnen diese Vorgänge als «Sättigungskaskade».

Ist die Nahrung aufgenommen, helfen weitere Signale dem Körper, seinen Energiebedarf bestmöglich zu verwalten. Er berücksichtigt dabei die Reserven, die im Fettpolster abgelagert sind. Es sind die Fettzellen (Adipozyten) selbst, die solche Informationen in der postingestiven Phase übermitteln.

Sehen, riechen, tasten

Bereits vor der Mahlzeit werden die Nahrungsmittel analysiert. Dabei nutzt der Körper alle Sinne. Er prüft den Anblick (Sehen), den Duft (Geruchssinn), die Beschaffenheit (Tastsinn) und in geringerem Masse die Geräusche, etwa beim Schneiden von Brot mit knuspriger Rinde (Gehör). Der Geschmackssinn kommt erst später ins Spiel. Diese Signale verursachen unbewusst gewisse Erwartungen. Sie ermöglichen abzuschätzen, welches Vergnügen – oder welche Enttäuschung – eine Mahlzeit auslösen wird.

Bei den ersten Bissen werden vor allem der Geschmack (Würze und Aroma) und die Beschaffenheit der Nahrungsmittel wahrgenommen. Zum Zuge kommen dabei an erster Stelle die Geruchsempfindungen (über die retronasale Wahrnehmung riecht man die Aromen der Nahrungsmittel, die sich im Mund befinden) und die Geschmacksempfindungen. Hinzu kommen aber auch Tast- oder

Wärmeempfindungen und weitere Eindrücke.

Der Mensch entwickelt seine Sinne im Kindesalter und schärft sie durch Erfahrungen, die er beim Essen macht («dieses Nahrungsmittel mag ich» oder «mag ich nicht», «es hat mir gutgetan» oder «mir wurde übel davon»). All diese Signale bereiten den Körper auf die Ernährung vor. Sie wecken den Appetit und lösen körperliche Reaktionen aus. So wird zum Beispiel Speichel ausgeschieden oder der Darm in Bewegung gesetzt, um den Verdauungsprozess einzuleiten. Zugleich ermöglichen die Signale, eine Speise zu identifizieren und sie mit abgespeicherten Erfahrungen zu vergleichen. So tragen sie dazu bei, das Sättigungssignal auszulösen.

Magen meldet Füllstand

Haben die ersten Bissen den Magen erreicht, so treten die Sinneszellen an den Magenwänden in

Aktion. Sie registrieren fortlaufend die mechanischen Kräfte. Entscheiden diese Rezeptoren, dass der Magen voll ist, senden sie eine Nachricht ans Gehirn. Dort wird in der Folge das Sättigungssignal ausgelöst. «Ich platze gleich» ist also eine passende Redewendung. Hat man die Signale des Körpers überhört, die ein Ende der Mahlzeit verlangen, ist ein schwerer, aufgeblähter Magen die Folge. Wiederholt sich das zu oft, entsteht ein Teufelskreis: Der Magen dehnt sich zunehmend aus, und der Appetit nimmt stetig zu.

Bis zu diesem Stadium wird die Nahrungseinnahme durch das Volumen der Speisen gesteuert, nicht aber durch ihren Energiegehalt. Das heisst, eine kleine Portion mit hoher Energiedichte, zum Beispiel Salami, aktiviert die Mechanismen der Regulierung weniger stark als eine viel grössere Portion mit Gemüse oder anderen kalorienarmen Nahrungsmitteln.

Darm prüft Energiegehalt

Die Energie, die in den Nahrungsmitteln enthalten ist, wird genutzt, sobald die Speisen im Darm angelangt sind. Der Nährstoff- und der Energiegehalt der Nahrung beeinflussen die Anzahl und die Intensität der Nachrichten, die während des Verdauungsvorgangs an das Gehirn gesandt werden. Übermittelt werden diese Informationen durch Hormone und Peptide, die wichtigsten darunter sind Cholecystokinin (CCK), das Peptid PYY und Insulin. Sie fordern alle, die Nahrungseinnahme zu verringern.

Allerdings haben nicht alle Makronährstoffe (siehe Seite 6) den gleichen Effekt auf die Sattheit, nicht einmal wenn es sich um identische Kalorienmengen handelt. Die am stärksten sättigende Wirkung hat Eiweiss, gefolgt von den Kohlenhydraten. Das Schlusslicht bilden die Fette, deren Sättigungseffekt weniger stark ausgeprägt ist.

Wirkung von Eiweiss

Mitte 2012 gelang es einer Gruppe von Forschern, die Wirkungen des Nährstoffs Eiweiss auf die Sattheit aufzuzeigen. Die Proteine lösen dabei eine eigentliche Kettenreaktion aus, an deren Ende das Gehirn ein Sattheitssignal erhält. Der Effekt tritt allerdings erst mit einer gewissen Verzögerung nach der Mahlzeit ein. Die französischen Wissenschafter entdeckten spezifische Rezeptoren im Nervensystem der Pfortader. In diesem Gefäss wird das Blut, das mit den verdauten Nährstoffen angereichert ist, vom Darm zur Leber transportiert.

Entdecken die Rezeptoren im transportierten Blut Oligopeptide, die bei der Verdauung von Proteinen entstehen, so senden sie eine Nachricht ans Gehirn. Das Gehirn wiederum übermittelt eine Bestätigung zurück an den Darm. Darauf gibt der Darm dem Sättigungszentrum Hypothalamus schliesslich die Anweisung, den Appetit zu zügeln. Da dieser Vorgang ziemlich lange dauert, wirkt der Sattheitseffekt noch Stunden nach einer Mahlzeit.

Geben diese Erkenntnisse jenen recht, die ihre Geschäfte mit Hyperprotein-Diäten machen? «Ganz bestimmt nicht», antwortet Gilles Mithieux, Leiter der Forschungsgruppe am Institut national de la santé et de la recherche médicale in Lyon, die den Mechanismus entdeckte. Denn wenn diese Rezeptoren zu stark beansprucht würden, drohten sie unempfindlich zu werden, sagt er. Es gilt deshalb herauszufinden, wie sie in angemessenem Ausmass aktiviert werden können, um ihren positiven Effekt auf lange Sicht zu erhalten.

Dennoch: Klug eingesetzt ist Eiweiss zweifellos jener Makronährstoff, der den stärksten Sättigungseffekt aufweist. Als vorteilhaft erweist sich dabei, dass Eiweiss eine zweimal weniger hohe Kaloriendichte aufweist als Fett und bei seiner Umwandlung zugleich fast zehnmal mehr Energie verbrennt (siehe Seite 111).

Wirkung von Kohlenhydraten

Betrachtet man die Sättigungsfähigkeit der Kohlenhydrate, so ist es fast unvermeidlich, die Polemik um den glykämischen Index (GI, siehe Seite 118) anzusprechen. Zwar hat man festgestellt, dass eine Ernährung mit hohem GI den Appetit anregt und eine höhere Energiezufuhr begünstigt. Dieses Phänomen ist hingegen bei Nahrungsmitteln, die sogenannt «langsamere» Zucker enthalten – also einen tiefen glykämischen Indexwert aufweisen – nicht beobachtet

INFO

Je mehr man isst, desto weniger schmeckts

Über diesen Reflex ist bisher eher wenig bekannt. Doch wenn man ihn erst einmal kennt, ist er leicht verständlich. Die ersten Bissen eines Nahrungsmittels, auf das man so richtig Lust hat, schmecken köstlich. In der Folge nimmt diese Empfindung aber stetig ab. Sie verlagert sich auf andere Nahrungsmittel, die man noch nicht auf der Gabel hatte – falls es solche gibt.

Dieses Phänomen scheint einzig auf den sensorischen Eigenschaften der Nahrungsmittel zu beruhen. Der Nähr- und Energiewert hingegen spielt keine oder nur eine sehr geringe Rolle. Studien zeigen, dass das Phänomen sogar dann auftritt, wenn eine Person eine Speise nur kaut, aber nicht herunterschluckt, die Nahrung also gar nicht bis zum Magen gelangt. Fachleute sprechen von der spezifischen sensorischen Sättigung. Für eine gewichtsreduzierende Strategie kann sie von Nutzen sein.

Die Überlegung dahinter: Wird die Nahrungsvielfalt eingeschränkt, so sinkt zugleich auch die Menge, die man isst. Einige Diät-Autoren haben schnell bemerkt, dass da etwas dran ist. Sie empfehlen, nur ein Nahrungsmittel auf einmal zu sich zu nehmen.

Doch Studien haben 2006 gezeigt, dass die Resultate der Vergleichsgruppen, denen man solche Einschränkungen auferlegt hatte, nicht besser waren als die Resultate jener, die ohne Einschränkung eine Vielfalt von Speisen geniessen durften, sich hingegen beim Energiewert und bei den Nährwerten einschränken mussten. Hinzu kommt, dass es sehr schwierig ist, eine dermassen monotone Diät über einen längeren Zeitraum erfolgreich durchzuhalten.

worden. Gleichzeitig scheint aber eine Diät, die auf Nahrungsmittel mit tiefem GI setzt, kein besseres Sättigungsgefühl mit sich zu bringen. Sie führt damit auf Dauer auch nicht zu einer besseren Gewichtskontrolle. Einig sind sich die Experten einzig darin, dass man Nahrungsmittel mit einem tiefen GI solchen mit einem hohen GI vorziehen sollte.

Bedeutsamer ist die Tatsache, dass Ballaststoffe die Anstrengung beim Kauen erhöht und damit die Geschwindigkeit der Nahrungsaufnahme senkt. Dieser Effekt ist für die Gewichtsregulierung nicht unwesentlich. Ausserdem weiss man, dass der Sättigungseffekt von Nahrungsmitteln gesteigert werden kann, wenn man – etwa mit Hilfe löslicher Ballaststoffe – die Zähflüssigkeit von Getränken, Suppen oder ähnlichen Lebensmitteln erhöht. Da der Konsum von Ballaststoffen zusätzlich die Anfälligkeit auf kardiovaskuläre Leiden, Diabetes und auf bestimmte Krebsarten senkt, wird empfohlen, täglich mindestens 25 bis 35 g davon zu sich zu nehmen, wenn möglich in Form von ganzen Körnern.

Wirkung von Fett

Während Fette ernährungstechnisch unentbehrlich sind (siehe Seite 112), spricht kalorientechnisch rein gar nichts dafür. Die Lipide haben zwar eine gewisse Sättigungswirkung, doch sie ist vergleichsweise gering. Somit gilt ganz einfach: Fett nur mit Mass geniessen.

Fettzellen melden den Stand der Reserven

Lange wurde das Körperfett ausschliesslich als Energiereserve betrachtet, die manchmal halt einfach im Überschuss vorhanden ist. Heute weiss man, dass es sich dabei um ein vollwertiges endokrines Organ handelt, das Hormone ins Blut abgibt und damit die Speicherung und den Abbau der Energie steuert (Lipogenese und Lipolyse, siehe Seite 118). Die beiden wichtigsten dieser Hormone sind:

■ **Leptin**, das im Verhältnis zur Masse des Fettgewebes abgesondert wird. Es kommt bei Personen, die unter Fettleibigkeit leiden, in höherer Menge vor. Dieses Hormon reagiert auch auf die Nahrungszufuhr. Es steigt vier bis fünf Stunden nach einer Mahlzeit an und sinkt ab, wenn man nichts zu sich nimmt. Zugleich aktiviert das Leptin anorexigene Prozesse, die Sattheitsempfindungen auslösen, und bremst orexigene Prozesse, die Hungergefühle auslösen. Problematisch ist nur, dass der Sättigungseffekt des Leptins sinkt, wenn viel davon produziert wird.

■ **Ghrelin** wird vorwiegend im Magen produziert und ist eindeutig orexigen. Es löst das Hungersignal aus. Seine Konzentration ist folglich vor Mahlzeiten sehr hoch. Kurz nach dem Essen sinkt sie stark ab, um bis zur nächsten Mahlzeit langsam wieder anzusteigen. Hinzu kommt, dass dieses Hormon die hungerstillende Wirkung des Leptins reduziert. Während Ghrelin bei übergewichtigen Personen eher selten vorkommt, steigt der Pegel nach einem Gewichtsverlust an. Dieser Umstand gehört zu jenen Faktoren, die für den berüchtigten Jojo-Effekt verantwortlich sind (siehe Seite 17).

Hat sich Sattheit einmal eingestellt, so ist der Energieausgleich zwischen den Mahlzeiten asymmetrisch. Das heisst: Es ist einfacher, das Energiedefizit durch eine leichte vorherige Mahlzeit auszugleichen als den Energieüberschuss zu kompensieren, der durch eine allzu reichhaltige Mahlzeit entstanden ist. Das erklärt auch, weshalb einem Abnehmen schwerer fällt als die Gewichtszunahme nach einer Fastenkur oder einer gewichtsreduzierenden Diät.

Ein erstes Fazit

Was können wir bereits jetzt daraus schliessen? Unser Körper kommuniziert also ununterbrochen, um den Energiebedarf und die benötigten Reserven bestmöglich aufeinander abzustimmen. Dabei kalkuliert er, wie viel Reserven für die Zeit zwischen den Mahlzeiten und für unvorhergesehene Zwischenfälle wie aussergewöhnliche Anstrengungen oder Perioden ohne Nahrung nötig sind. Würden wir den Körper gewähren lassen, käme es nicht zu Gewichtsproblemen – sieht man einmal von Krankheiten ab.

Doch in unserer Konsumgesellschaft ist es schwierig, auf die Signale des Körpers zu achten, die diesen Prozess steuern. Alles wird in einen Zeitplan gezwängt. 80 Prozent der Ernährung stammen aus der Industrie und das Angebot ist unglaublich reichhaltig. Ab der frühesten Kindheit wird jeder spontane Reflex zerstört. Dass man Kinder zwingt, den Teller leer zu essen, obwohl sie keinen Hunger mehr haben, ist typisch dafür.

Es ist deshalb höchste Zeit, dass wir wieder lernen, auf die Signale unseres Körpers zu hören. Man kann alles essen, aber langsamer. So lässt man dem Gehirn die nötige Zeit, die Signale zu registrieren. Es empfiehlt sich, genug des sättigenden Eiweisses zu sich zu nehmen, ohne jedoch die anderen Makronährstoffe zu vernachlässigen. Die Nahrung sollte auch viele Ballaststoffe enthalten, die das Kauen verlangsamen und den Magen füllen. Und vor allem: Nicht über den Hunger essen!

Den Problemen auf die Spur kommen

In der Zwischenzeit ist klar: Der Mensch sollte von allem essen, aber mit Mass. Es lohnt sich, auf den Körper zu hören. Er kennt seinen eigenen Nahrungsmittelbedarf am besten! Wie sich das umsetzen lässt, zeigt der konkrete Ansatz, den dieser Ratgeber in Kapitel 5 vorstellt. Er ermöglicht es, das besser anzuwenden, was die Griechen mit der Lebensweisheit «Pan Metron» (wörtlich: alle Dinge mit Mass) auszudrücken pflegten.

In vielen Lebensbereichen ist dieser Ansatz salonfähig geworden, etwa beim Alkoholkonsum. Abgesehen von einigen wenigen

Ausnahmen – zum Beispiel den Alkoholikern – wissen heute alle, dass der Körper deutliche Signale aussendet, wenn man zu viel getrunken hat. Ausserdem haben viele schon die Konsequenzen gespürt, wenn man dann nicht auf den Körper hört. Weshalb sollten wir es bei der Ernährung anders halten?

Die wenigsten Diät-Autoren machen sich die Mühe, Erklärungen für ihre Methode zu liefern. Anders dieser Ratgeber: Nachdem die Funktionsweise des Körpers vorgestellt wurde, geht es nun an die Analyse der persönlichen Essgewohnheiten. Ein gutes Mittel dazu ist das Ernährungstagebuch, wie es von Fachpersonen aus dem Gesundheitswesen empfohlen wird. Es verlangt zwar etwas Disziplin. Obwohl nur fünf Minuten pro Tag benötigt werden, muss man sich zur Nachführung nach jeder Mahlzeit vielleicht etwas zwingen. Und es hat den Nachteil, dass am Anfang des Prozesses zwei bis vier Wochen «verloren» gehen. Aber die Aufzeichnungen sind unabdingbar, um den Gründen für allfällige Exzesse auf die Spur zu kommen und um Ziele festzulegen, die helfen, das Gewicht auf Dauer in den Griff zu bekommen.

Am besten zugänglich und auch am komplettesten ist wohl die Variante des Psychotherapeuten Gérard Apfeldorfer, einem Spezialisten für Essstörungen. Erklärt wird sie im 350 Seiten dicken Wälzer «Maigrir, c'est dans la tête», (Abnehmen beginnt im Kopf), Verlag Odile Jacob, Paris 2009. Das Buch, das bisher leider noch nicht ins Deutsche übersetzt wurde, ist eine wichtige Inspirationsquelle für die folgenden Vorschläge.

Das Vorgehen ist einfach: Man lebt – und isst – weiterhin so, wie man es sich gewohnt ist. Es wäre falsch, allfällige Essattacken absichtlich zu vermeiden. Vorerst ist bloss eines zu tun: Jeden Tag alles, was man zu sich nimmt, ins Tagebuch eintragen.

Das Ernährungstagebuch zeigt, was man isst

Die erste Phase dauert mindestens eine Woche, besser zwei. Sie beginnt mit dem aktuellen Gewicht. Dazu wiegt man sich morgens ohne Kleider und mit nüchternem Magen. Gewogen wird im Lauf der ganzen Woche nur dieses eine Mal.

Sodann beschreibt man Tag für Tag jede Mahlzeit möglichst genau. Dasselbe gilt für Naschereien zwischendurch und alle anderen Verpflegungen.

■ In die erste Spalte (siehe Beispiel Seite 28) gehört die Stunde und der Ort der Mahlzeit (zu Hause, bei der Arbeit, im Restaurant oder sonstwo).

■ Die zweite Spalte hält fest, woraus die Mahlzeit besteht (zwei Brotscheiben mit Butter und ein Glas Orangensaft; gegrillter Lachs mit Buttersauce und weissem Reis).

■ Die dritte Spalte ist schwieriger auszufüllen. Es gilt die Mengen abzuschätzen (2-mal 30 g Brot, 10 g Butter, 2 dl O-Saft, 150 g Lachs, 0,3 dl Sauce). Es ist wichtig, diese

Informationen rasch festzuhalten, bevor man sich nicht mehr an die Mengen erinnert – mindestens jeden Tag, besser aber unmittelbar nach der Mahlzeit. Es gilt, einen Monat durchzuhalten.

▪ In der vierten Spalte notiert man, wie viele Schritte man an diesem Tag gemacht hat. Beim Zählen hilft ein Pedometer. Das ist ein leichter, diskreter Zähler, der am Gürtel befestigt wird. Er ist relativ günstig (siehe Seite 43). Neben den Schritten notiert man weitere körperliche Aktivitäten (30 Minuten Jogging, 1 Stunde Velo, 2 Stunden Fussball).

▪ Die fünfte Spalte mit dem Brennwert der Mahlzeiten bleibt vorläufig leer. Sie wird nach der ersten Woche ausgefüllt, wenn man das Gewicht wieder misst.

Am Ende der Woche nimmt man sich eine halbe Stunde Zeit, um den Energiewert der Ernährung genau zu berechnen. Dabei hilft das alphabetische Verzeichnis der Lebensmittel ab Seite 139. Noch einfacher und schneller geht es mit dem Rechner auf der Webseite www.gesundheitstipp.ch/service/panmetron. Danach wird gleich die zweite Woche angehängt, denn es ist hinlänglich bekannt, dass Statistiken verlässlicher sind, wenn die Proben über einen längeren Zeitraum erhoben werden.

Diese Berechnungen mögen auf den ersten Blick im Widerspruch zu Aussagen von weiter vorn stehen, wo Diäten schlecht abschnitten, die sich aufs Kalorienzählen beschränken. Doch sie sind sinnvoll, um die Nahrungszufuhr und den Energiebedarf des Körpers zu untersuchen. Doch diese erste, allgemeine Bilanz ist nur der Anfang.

Der Energiebedarf

Wie auf Seite 8 gezeigt, ist es praktisch ein Ding der Unmöglichkeit, das Idealgewicht einer Person zu berechnen. Es ist auch extrem schwierig, den Energiebedarf genau zu bestimmen. Zum einen hängt er vom Grundumsatz ab, also dem Bedarf des Körpers im Ruhezustand. Weitere Faktoren sind das Geschlecht, das Gewicht, die Körpertemperatur, das Ausmass der körperlichen Aktivitäten und etliches mehr.

Selbstverständlich existieren wissenschaftliche Formeln, die vernünftige Zahlen hervorbringen. Dabei handelt es sich aber nur um Annäherungswerte. Einige davon sind integriert im Rechner auf www.gesundheitstipp.ch/service/panmetron. Aber auch das eigene Gewicht liefert Hinweise. Ist kein Gewichtsunterschied zwischen den Tagen 1 und 14 feststellbar, so stimmen Ernährung und körperliche Aktivitäten wahrscheinlich ziemlich genau überein.

Wer das Zweiwochentotal (Beispiel: 30 800 kcal) durch 14 teilt, erhält die durchschnittlich pro Tag benötigte Anzahl Kalorien (Beispiel: 2200 kcal). Daraus folgt, dass man Gewicht verliert, wenn man sich bei gleicher Ernährung körperlich stärker betätigt oder wenn man die Energiedichte der Mahlzeiten senkt. Im umgekehrten Fall ist das Resultat eine Gewichtszunahme. Wer aber

Beispiel Ernährungstagebuch A

Ausgangsgewicht: 65,2 kg[1]

1	2	3	4	5
Wo, wann?	**Was?**	**Wie viel?**	**Körperliche Aktivitäten**	**Kalorien**
Zu Hause, 6.45 Uhr	2 Scheiben Butterbrot 1 Kaffee mit Zucker 1 frischer Orangensaft	2 x 30g Brot 10g Butter 2 Zucker = 10g 2 dl		350
Büro, 10 Uhr	1 Mineralwasser 1 Bounty-Riegel	3 dl 60g		290
Restaurant, 12.35 Uhr	Grillierter Lachs Buttersauce Weisser Reis 2 halbe Tomaten nach provenzalischer Art 1 Bier Glace	150g Fisch 0,3 dl Sauce 80g 100g 3 dl 2 Kugeln = 100 ml		900
Büro, 17 Uhr	Chips Gesalzene Erdnüsse Weisswein	20g 20g 1,5 dl		330
Im nahen Wald, 19 Uhr		30 Minuten	Jogging	−460
Zu Hause, 20 Uhr	Kürbissuppe Käse 2 Brotscheiben Rotwein Trauben	300g 80g 30g 2,5 dl 150g		760
Zu Hause, 22 Uhr	¼ Tafel Schokolade 1 Cognac	25g 0,25 dl		200
Pedometer 6200 Schritte				**Total 2370**

1 muss nur am Anfang und am Ende der Woche festgehalten werden

Gewicht zulegt, hat in den zwei Wochen Energiereserven gebildet. Der Energiebedarf liegt also mit ziemlicher Sicherheit unterhalb des Kaloriendurchschnitts pro Tag (Beispiel: 2200 kcal). Doch wie viel darunter? Die Antwort hängt von zahlreichen Faktoren ab. Einer ist die Zusammensetzung der Nahrung. Wie erwähnt hat ein Gramm Fett 9 kcal Energiewert, ein Gramm Kohlenhydrate oder ein Gramm Eiweiss hingegen 4 kcal.

Man schätzt, dass ein Kilogramm Körperfett ungefähr 7000 kcal entspricht.

Wenn man also in den zwei Wochen 500 g zugenommen hat, müsste man die Energiezufuhr um 3500 kcal (entspricht 500 g Körperfettmasse) senken. Teilt man diese Zahl durch 14, so erhält man 250 kcal pro Tag. Der persönliche Energiebedarf dürfte folglich 2200 − 250 = 1950 kcal pro Tag betragen. Bei dieser Rechnung handelt es sich wie gesagt nur um eine grobe Schätzung.

Die gute Nachricht: Wer abnehmen will und gegenüber dem Ursprungsgewicht bereits abgenommen hat, ist auf dem richtigen Weg. Es gilt in diesem Fall, die im Esstagebuch festgehaltenen Gewohnheiten auf keinen Fall zu verändern.

Die fünf verschiedenen Ess-Typen

Die Aufzeichnungen in der ersten Phase erlauben eine bessere Analyse des Essverhaltens. Bei Übergewicht – und Übergewicht ist ja die Motivation, das Tagebuch zu führen – unterscheidet Psychotherapeut Gérard Apfeldorfer vier grosse Kategorien von Essern:

■ **Gute Esser:** Sie essen viel, ohne sich einzuschränken. Der Inhalt des Ernährungstagebuchs wird diesen Typen nicht überraschen, da er sich bewusst ist, dass er mehr isst als Menschen mit ähnlichem Lebensstil in seinem Umfeld. Vielleicht wird ihm dank des Esstagebuchs aber klar, dass er noch mehr verspeist als er dachte, gerade auch in Bezug auf «Tückisches» wie Wein, Bier, Orangensaft oder gezuckerte Getränke.

Die Diagnose ist einfach. Hat der gute Esser überschüssige Pfunde auf den Hüften? Dann isst er zu viel. Falls aber die verspeisten Mengen normal erscheinen, so besteht das Essen aus Lebensmitteln, die zu viele Kalorien enthalten. Das heisst aber nicht, dass er in den zwei Wochen der Beobachtung weiter zugenommen

hat. Oft bleibt sein Gewicht stabil. Er hat also ein Gleichgewicht gefunden, bei dem er weder zunimmt noch abnimmt.

Dieser Zustand ist dennoch unbefriedigend. Schliesslich will die betreffende Person ja abnehmen. Vordergründig betrachtet ist der gute Esser also ein idealer Kandidat für eine kalorienarme Diät. Das Problem dabei: Sie führt beim guten Esser – wie bei allen anderen Ess-Typen – selbst in gemässigter Form nicht zum erhofften Resultat.

Weshalb? Gérard Apfeldorfer gibt dazu eine realistische Erklärung: Solche Esser, die auf den ersten Blick völlig normal erscheinen – fröhlich, ohne Bulimie, dauerndes Naschen oder andere Essstörungen –, sind in Wirklichkeit viel anfälliger als es scheint. Werden ihnen bestimmte Nahrungsmittel verboten oder müssen sie andere zwingend essen, werden sie jähzornig oder gar deprimiert und greifen relativ schnell auf wohltuende Gewohnheiten zurück. Und wenn sie es doch schaffen, überflüssige Pfunde zu verlieren, nehmen sie anschliessend mehr oder weniger schnell wieder zu. Sie schaffen es offenbar nicht, ein normales Gewicht zu halten.

■ **Bescheidene Esser:** Sie schränken sich ein und essen wenig. Dennoch schaffen sie es nicht, das Gewicht in den Griff zu kriegen. Obschon der bescheidene Esser anscheinend kleinere Portionen zu sich nimmt als der Durchschnitt, legt er in den ersten zwei Wochen der Beobachtungsphase

Gewicht zu. Im besten Fall ernährt er sich gesund. Er achtet auf die Qualität seiner Mahlzeiten und lässt keine Exzesse zu. Deshalb hat er das Gefühl, ihm widerfahre Ungerechtigkeit. Oft lässt er sich zum Trost über schlechte genetische Veranlagungen aus – manchmal zu Recht (siehe rechts: «Wenn sich die Gene einmischen»).

Leider ist der problematische Fall viel häufiger: Der bescheidene Esser greift strikt auf mehr oder weniger seriöse Diäten zurück. Oder er entwickelt selbst eine Methode, die vor allem auf Einschränkungen aufbaut und dieses oder jenes Nahrungsmittel vermeidet. Beide Varianten haben oft Diätfehler zur Folge, die zum Abbau von Muskeln und nicht von Fettpolstern führen. Man verliert dabei zwar Gewicht, doch der Grundumsatz und die Intensität der körperlichen Aktivitäten nehmen ebenfalls ab. Die Gewichtsreduktion verlangsamt sich damit oder kommt zum Stillstand.

Andere wiederum glauben nur, bescheidene Esser zu sein – und das Ernährungstagebuch deckt erbarmungslos auf, wie häufig sie kalorienreiche Getränke konsumieren, zum Beispiel Alkohol oder Süssgetränke. Oder dass sie sich zwar nur einmal schöpfen, dafür aber eine riesige Portion auf den Teller laden. Oder dass sie normalerweise leicht essen, doch zuweilen am Wochenende zu starken Exzessen neigen. Solche Gewohnheiten lassen die wöchentliche Kalorienmenge rasch in die Höhe schnellen.

■ **Binäre Esser:** Sie versuchen sich einzuschränken, verlieren aber regelmässig die Kontrolle. Der binäre Esser ist oft Opfer des Jojo-Effekts. Von «guten Absichten» geprägte Perioden mit übermässigen Einschränkungen wechseln sich ab mit Momenten der Mutlosigkeit, die zu laxem Verhalten und jeglicher Art von Exzessen führen können. Führt der binäre Esser sein Ernährungstagebuch ehrlich und genau, so entlarvt es ihn problemlos.

■ **Anarchische Esser:** Sie essen nach Lust und Laune. Es kümmert sie keinen Deut, was, wo oder wann sie essen. Die erste Spalte des Ernährungstagebuchs ist die aufschlussreichste. Zeigt sich, dass man sieben Mal pro Tag irgendetwas zu sich nimmt – zu Hause, bei der Arbeit, im Gehen, vor dem Fernseher oder im Bett, eine Packung Kekse, ein Sandwich, Chips, ein Eis oder einen Whisky –, dann ist der Fall klar.

Gérard Apfeldorfer stellt fest, dass diese Art von Strukturverlust oft bei Personen auftritt, die früher zur Gruppe der binären Esser gehörten. Entmutigt durch ihre wiederholten Essattacken gaben sie es aber auf, ihr Essverhalten auf irgendeine Weise zu kontrollieren.

Aufschlussreiche Empfindungen beim Essen

Wenn klar ist, zu welchem Ess-Typ jemand gehört, ist es aufschlussreich, sich in die weiteren Details zu vertiefen. So lässt sich herausfinden, was zu diesem Verhalten geführt hat. Mit anderen Worten:

Weshalb esse ich mehr als ich essen will?

Aufschluss gibt die zweite Phase des Ernährungstagebuchs. Es geht nun aber nicht mehr um die Bestimmung der Mengen oder das wöchentliche Zusammenzählen der Kalorien. Nun stehen die Empfindungen vor, während und nach dem Essen im Mittelpunkt.

■ Die Spalten 1 und 2 (siehe Beispiel Seite 33) bleiben gegenüber der ersten Phase unverändert.

■ In der dritten Spalte beurteilt man nun das Ausmass der Lust, das einen dazu brachte, sich an den Tisch zu setzen oder zwischendurch etwas zu knabbern. Es geht also darum, zwischen dem Hunger und der Lust zu unterscheiden – auch wenn beide gleichzeitig auftreten können. Das sieht zum Beispiel so aus:

■ Ich war ein wenig hungrig, normal hungrig, sehr hungrig, mein Magen knurrte vor Hunger.

■ Ich hatte überhaupt keine Lust, sehr grosse Lust, es handelte sich um unkontrollierte Lust, unbestimmte Lust.

■ In der vierten Spalte hält man kurz fest, weshalb man ass. Das können logische Gründe sein, wie «es ist 12.30 Uhr und ich habe Hunger». Oder komplexe Gründe, zum Beispiel «bin nicht hungrig, aber habe später keine Zeit mehr um zu essen» oder «ich war nicht sehr hungrig, aber meine Mutter hat darauf bestanden, dass ich nachschöpfe».

Fest steht, dass in dieser zweiten Phase Ehrlichkeit und Diszipliniertheit noch wichtiger sind als in

Wenn sich die Gene einmischen

Dies ist die Geschichte eines Vorteils, der sich im Laufe der Evolution in einen Nachteil verwandelt hat. Unser Körper ist so programmiert, dass er mit relativ wenig Nahrung Energie produziert und die überschüssige Nahrung bei Bedarf in Form von Fettpolstern speichern kann. Was im Fall einer Hungersnot einen Vorteil darstellte, ist in der heutigen, durch Nahrungsüberfluss geprägten westlichen Welt zu einem ernsthaften Problem geworden. Bei manchen Personen wirkt es sich aufgrund von vererbten Anlagen extremer aus als bei anderen. So haben Kinder ein deutlich höheres Risiko an Übergewicht zu leiden als der Durchschnitt, wenn mindestens ein Elternteil zu viel Gewicht auf die Waage bringt.

Das Phänomen ist jedoch weniger bedeutend, als man denken könnte. Nur 2 bis 3 Prozent aller Fälle von Fettleibigkeit sind ausschliesslich genetischen Ursprungs.

der ersten. Ein Tipp noch: Zwingen Sie sich nicht, jeden Tag Bilanz zu ziehen. Am besten hält man es wie beim Kalorienzusammenzählen in der ersten Phase. An den einzelnen Tagen begnügt man sich damit, das genaue Essverhalten niederzuschreiben. Dann wartet man das Ende der Woche ab, um erste Schlüsse daraus zu ziehen.

Auswertung der zweiten Phase
Die Schlüsse, die sich Ende der Woche aus den Aufzeichnungen ziehen lassen, sind manchmal recht bescheiden. Stimmen Lust, Grund und Menge einer Mahlzeit überein, lässt sich daraus schliessen, dass man auf den Körper gehört hat. Im Beispiel auf Seite 33 ist das beim Mittagessen beinah

der Fall: Diese Mahlzeit ist typisch für eine Kantine und nicht unbedingt ein ernährungstechnisches Musterbeispiel. Doch sie entspricht normalem Hunger und findet zu einem logischen Zeitpunkt statt. Ist dieses Muster die ganze Woche auf ähnliche Weise feststellbar und trotzdem Übergewicht vorhanden, gilt es zu identifizieren, was dahintersteckt.

Gibt es Momente, in denen ohne Lust gegessen wurde? Sie sind mit dem Eindruck verbunden, zu viel gegessen zu haben. Ein typisches Beispiel dafür ist das von einer Kollegin offerierte Gipfeli zum Znüni, das man nicht ausschlagen konnte. Oder das sonntägliche Mittagessen mit der Familie, ein unumgängliches Mahl, obschon man am Abend davor mit Freunden ausgiebig getafelt hat. Ein anderes Beispiel ist die Chips-Packung, in die man ohne nachzudenken greift, während im Fernsehen der «Tatort» läuft.

Umgekehrt kann man unbändige Lust haben, etwas zu essen, ohne aber hungrig zu sein. Paradebeispiel ist die Tafel Schokolade, die man Reihe für Reihe wegputzt, ohne sich kontrollieren zu können. Steckte wirklich Lust dahinter? Oder war die Schokolade eher eine Art Medikament, eingenommen als Muntermacher in einem Moment der Schlappheit?

Schliesslich verspürt man vielleicht auch Lust auf etwas Süsses, reisst sich aber zusammen und gibt dem Drang nicht nach. In diesem Punkt sind überhöhte Erwartungen allerdings ver-

fehlt. Es ist schwierig, ja fast unmöglich, längerfristig regelmässig Willensstärke zu zeigen, wenn man bereits unter Übergewicht leidet. Essattacken lassen in solchen Fällen nicht lange auf sich warten.

Nur essen, wenn man Hunger hat

Es gibt ein Mittel, das in fast all diesen Situationen anwendbar ist. Leider ist es aber einfacher, es zu nennen, als es tatsächlich anzuwenden: Man soll nur dann essen, wenn man tatsächlich Hunger hat! Folglich sollte man aufhören zu essen, wenn man keinen Hunger mehr hat.

«Ist das alles?», werden Sie sich vielleicht fragen, nachdem Sie während vier Wochen sorgfältig das Ernährungstagebuch geführt haben. Die Antwort ist: ja. Dabei handelt es sich um den springenden Punkt. Die Methode, die dieser Ratgeber vorstellt, hebt sich genau dadurch von all den anderen Diäten ab, die so oft scheitern.

Das Problem fast aller Menschen, die mit dem Gewicht ringen, besteht nicht darin, dass sie zur falschen Zeit zu viel von diesem oder jenem essen, oder dass sie ein Nahrungsmittel in einer ungeeigneten Kombination mit einer anderen Speise geniessen. Vielmehr liegt das Problem darin, dass sie es nicht schaffen, auf die Signale ihres Körpers zu hören. Darüber zu lesen reicht übrigens nicht aus, um das Problem wirklich zu verstehen: Man muss es konkret erproben!

Lösungswege

Ein wichtiger Grundsatz sei an dieser Stelle wiederholt: Mit unverhältnismässigen Einschränkungen der Energie- und Nährstoffzufuhr, wie sie fast alle Diäten empfehlen, ist weder ein dauerhafter Gewichtsverlust noch eine Stabilisierung des Körpergewichts erreichbar. Dennoch: Wer übergewichtig ist, muss entweder weniger essen oder die körperlichen Aktivitäten

Beispiel Ernährungstagebuch B

Ausgangsgewicht: 58 kg [1]

1	2	3	4
Wo, wann?	Was?	Intensität Hunger/Lust	Weshalb
Zu Hause, 6.30 Uhr	1 gezuckerter Kaffee, Frühstücksflocken, Milch	Ich glaube aus Hunger	Ich brauche Energievorräte für den ganzen Tag.
Büro, 10 Uhr	1 gezuckerter Kaffee 1 Gipfeli	Nicht wirklich Lust	Gipfeli wurde von einer Kollegin spendiert, die Geburtstag feierte.
Kantine, 12.30 Uhr	Pommes frites und Steak, Ratatouille, Mineralwasser mit Kohlensäure, Caramelköpfli	Normal hungrig, aber starke Lust auf Pommes frites	Wegen der Pommes frites hätte ich den Nachtisch ausfallen lassen sollen, aber alle am Tisch haben ein Dessert genommen.
Fitness, 15 Uhr		Überhaupt keine Lust	Harte Trainingseinheit! Fühlte mich schwer und abwesend.
Zu Hause, 16.30 Uhr	1 Joghurt light 2 Cookies	Nicht wirklich Hunger	Zvieri mit den Kindern: Ich wollte nur ein Joghurt essen, aber die Cookies waren zu verlockend.
Zu Hause, 18 Uhr	1 Bier	Mässig Lust	René kam von der Arbeit, und ich habe mit ihm ein Bier getrunken. Er ass auch Salami, doch da konnte ich mich beherrschen.
Zu Hause, 19 Uhr	Spinatlasagne, Karottensalat, Meringue mit Schlagrahm	Ein wenig hungrig	Eines der Lieblingsessen der Kinder. Das Problem ist nur, dass man nachschöpft, ohne es zu merken. Kurzum, ich habe zu viel davon gegessen!
Zu Hause, 21 Uhr	Nichts!	Lust, aber keinen Hunger	Im Gegensatz zu René kann ich dem Drang widerstehen, vor dem Fernseher noch eine Meringue zu essen!

Pedometer 5600 Schritte

[1] muss nur am Anfang und Ende der Woche festgehalten werden

erhöhen, um Gewicht zu verlieren. Anders ausgedrückt: Es gilt, ein Gleichgewicht zwischen der Ernährung und den Bedürfnissen des Körpers herzustellen, indem man von allem isst, aber nur massvoll und nur dann, wenn man hungrig ist. Weil das nicht so leicht von der Hand geht, stellt das Kapitel 5 ab Seite 88 ein gut einprägsames System vor, das dabei hilft, die Zusammensetzung der Mahlzeiten ausgewogener zu gestalten.

Zunächst gilt es aber zu lernen, auf die Hungersignale zu hören. Es handelt sich dabei um körperliche Empfindungen, nicht zu verwechseln mit der Lust auf Essen, die eher psychologischer Natur ist. Am einfachsten ist es, das Hungersignal auf einer Skala von 0 (kein Hunger) bis 6 (sehr grosser Hunger) einzustufen (siehe rechts «Die verschiedenen Phasen des Hungers»).

Kein Essen ohne Hunger
Die Überlegung ist logisch: Ohne Hungergefühl gibt es keinen Grund zu essen. Die Lebensweisheit «esse morgens wie ein Kaiser, mittags wie ein König und abends wie ein Bettler» ist nicht völlig sinnentleert. Dennoch wäre es lächerlich, sich unter dem Vorwand, dass man Kräfte für den Tag benötigt, dazu zu zwingen, morgens etwas zu essen, wenn man gar keine Lust dazu hat.

Hingegen sollte man nicht zögern, eine Zwischenverpflegung zu sich zu nehmen, wenn man vor dem Mittagessen Hunger verspürt. Die Grundprinzipien, wonach man nicht mehr als drei bis vier Mahlzeiten pro Tag einnehmen soll, kann man dabei ruhig ausser Acht lassen. Neue Studien zeigen, dass die Frequenz der Mahlzeiten einen recht geringen Einfluss auf die Summe der insgesamt eingenommenen Kalorien hat. Mit anderen Worten: Die Anzahl der Mahlzeiten ist relativ unbedeutend. Wichtig hingegen ist, dass sie echten Bedürfnissen des Körpers entsprechen. Denn er beherrscht die Gesamtkoordination perfekt!

Dennoch ist darauf zu achten, dass man nicht von fehlendem Hunger ausgeht, bloss weil man die Hungersignale nicht erkannt hat. Sonst kann es vorkommen, dass man die Stadien des mässigen Hungers überspringt und plötzlich Heisshunger empfindet. Das kann der Fall sein, wenn einen berufliche oder private Aktivitäten so stark in Beschlag nehmen, dass Hungergefühle völlig in den Hintergrund rücken. Wer vermutet, in dieser Situation zu stecken, sollte eine kurze Pause einlegen, sich entspannen und bewusst die Frage stellen: Habe ich Hunger oder nicht?

Bei Hunger etwas essen
Eins steht fest: Wenn sich der Hunger meldet, sollte man etwas essen. Diese Überlegung liegt eigentlich auf der Hand. Doch die Gewohnheiten, die man sich womöglich aus irgendwelchen Diäten angeeignet hat, laufen dem zuwider. In manchen Fällen wird Hunger nicht mehr als unangenehm empfunden, sondern als Beweis

für den Erfolg der Wochen des Fastens. Wer an diesem Punkt angelangt ist, die eine oder andere Mahlzeit überspringt oder den Abstand zwischen zwei Mahlzeiten zu stark ausdehnt, ist nicht mehr weit davon entfernt, den Körper mittel- oder längerfristig zu schädigen. Auf Dauer lässt sich dieses Verhalten unmöglich durchhalten und es kann leicht in eine Obsession ausarten, deren Schäden weit schwerwiegender sind als die erzielten Gewichtsverluste.

Sattheitssignale zu verlassen. Sie offenbaren sich allerdings nur dann, wenn man sich wirklich darauf einlässt, sie zu beobachten (siehe Seite 36 «Das Sattheitsgefühl»).

Es ist, als würde man einen Jass klopfen, ohne sich auf die Spielregeln und auf den Spielablauf zu konzentrieren. Man verpasst wesentliche Momente, verliert womöglich deswegen das Spiel. Ähnlich verhält es sich mit den Signalen der Sättigung und Sattheit. Es ist sehr schwierig, sie zu erkennen, wenn man durch eine Fernsehsendung, durch Zeitungslektüre oder durch ein Gespräch mit der Tischnachbarin abgelenkt ist. Wie bereits erwähnt, brauchen zudem einige dieser Signale eine gewisse Zeit, bis sie das Gehirn erreichen. Deshalb ist es wichtig, zu lernen,

Wer satt ist, hört auf zu essen
Den geeigneten Moment zu bestimmen, um etwas zu essen, ist schon nicht ganz einfach. Den geeigneten Moment zu finden, um das Essen zu beenden, ist noch viel schwieriger. Es ist dafür unabdingbar, sich auf die Wirkung der

---

Die verschiedenen Phasen des Hungers

Die ersten, schwachen Anzeichen von Hunger lassen sich ignorieren. Doch den «Bärenhunger» mit Symptomen wie Konzentrationsverlust, Kälte- oder Schwächegefühle, Müdigkeit oder Kopfschmerzen muss man ernst nehmen.

Der ideale Moment, etwas zu essen, liegt genau dazwischen, das heisst in den Stadien 3 oder 4 der unten abgebildeten Skala. Man spürt dann, dass Hungergefühle aufkommen – dazu gehören zum Beispiel Speichelfluss, eine zusammengeschnürte Kehle oder ein knurrender Magen –, ist aber noch nicht völlig davon eingenommen.

Was man vor dieser Phase zu sich nimmt, ist überflüssig und bereitet kein Vergnügen. Nach diesem Stadium läuft der Körper hingegen Gefahr, in einen obsessiven Zustand zu geraten, was ungesund ist. Wer den richtigen Moment wählt und anschliessend gut auf die Sattheitssignale achtet, kann sich auf die Signale des Hungers verlassen. Dann kann man auch die – massvolle – Mahlzeit geniessen.

Hunger-Skala

0	1	2	3	4	5

Kein Hunger	Mässiger Hunger	Heisshunger

Das Sattheitsgefühl

Bei der Sattheit ist es ähnlich wie beim Hunger (siehe Seite 35): Man muss reagieren, bevor die Signale mit voller Stärke spürbar sind.

Man muss also aufhören zu essen, bevor die Sattheitssignale ihren Höhepunkt erreicht haben, denn dieses Stadium ist oft mit Übelkeit verbunden. Den richtigen Zeitpunkt zu spüren ist recht einfach, wenn man sich auf das konzentriert, was man isst. Denn das Hungergefühl verschwindet meistens gleichzeitig mit der Lust am Essen.

Diesen Moment haben wir alle schon einmal erlebt: Man hat zwar das Gefühl, problemlos weiteressen zu können, doch man verspürt nicht mehr die brennende Lust wie in der ersten Phase der Mahlzeit.

Im Gegensatz zum Hungergefühl, das sich relativ klar abzeichnet, scheint das Sattheitsgefühl also eher unbestimmt zu sein. Es ist viel schwieriger zu erkennen, wenn man etwas verspeist, das man besonders gut mag – und deutlich leichter spürbar, wenn man ein Gericht vor sich hat, das man nicht wirklich gern hat.

Wenn wir dieses Gefühl wiederum auf einer Skala von 0 (ich habe noch nichts gegessen und bin deshalb hungrig) bis 6 (ich bin satt) einstufen, sollten wir in den Stadien 3 und 4 aufhören zu essen.

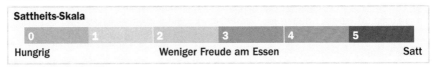

Sattheits-Skala

0	1	2	3	4	5
Hungrig		Weniger Freude am Essen			Satt

weniger schnell zu essen. So erhält der Körper die nötige Zeit, um die Ernährung optimal zu steuern.

Sich beim Essen Zeit lassen
Die ersten Signale, die der Körper aussendet, um eine Mahlzeit zu regulieren, sind sensorischer Natur (siehe Seite 20). Konzentriert man sich vollständig auf die Speisen, die man gerade isst, nimmt man ihr Aussehen, ihren Geschmack, ihren Duft und ihre Konsistenz wahr, so vergleicht der Körper diese Eindrücke vom ersten Bissen an mit den entsprechenden Werten, die er abgespeichert hat. Nun kann er sofort erste Informationen über die Mahlzeit weiterleiten. Sie tragen dazu bei, das Sättigungssignal auszulösen.

Es ist folglich wichtig, sich Zeit zu lassen. Der Prozess muss erst einmal in Gang kommen. Dafür kann man sich ruhig durch das Ritual zu Beginn einer Mahlzeit in einem Feinschmecker-Restaurant inspirieren lassen. Niemand würde es dort wagen, sich gleich auf das Essen zu stürzen – und sei es auch nur, weil das Essen dermassen teuer ist. Stattdessen entzückt man sich ob der schönen Präsentation des Gerichts, riecht mehrmals daran, um den Duft aufzunehmen, kontrolliert mit der Gabel, ob das Fleisch perfekt gegart ist. Erst danach nimmt man den ersten kleinen Bissen und geniesst ihn – vielleicht sogar mit geschlossenen Augen. Darauf legt man das Besteck ab, um seine

Eindrücke mit den anderen Gästen zu teilen. Und in der Folge spielt man das Ritual erneut durch, um weitere Geschmackserlebnisse zu entdecken, bis man das Gefühl hat, sich lange genug damit beschäftigt zu haben und das Vergnügen allmählich und dann immer mehr abnimmt.

Selbstverständlich handelt es sich hier um ein extremes Beispiel. Doch es zeigt, wie man Informationen gewinnt, die für eine bessere Regulierung unserer Ernährung nützlich sind. In der Zwischenzeit sind die ersten Nahrungsmittel bereits im Magen angelangt, was die Mechanorezeptoren an den Magenwänden registrieren. Sobald diese Sinneszellen befinden, dass das kritische Volumen erreicht ist, senden sie ein Sättigungssignal. Isst eine Person aber viel, und vor allem isst sie zu schnell – das heisst eine Mahlzeit in weniger als einer Viertelstunde –, so erreicht das Sättigungssignal das Gehirn zu spät.

Da man sich nicht bei jeder Mahlzeit wie an der Tafel eines Fünfstern-Restaurants verhalten kann, sollte man sich zwei einfache aber unglaublich effiziente Tricks zur Gewohnheit machen:

■ **Kauen nicht vergessen!** Kauen lässt den ersten Signalen genug Zeit, um das Gehirn zu erreichen. Zugleich lassen sich dabei die Gewürze, Duftnoten, Aromen und Geschmäcke der Speisen entdecken, die verborgen bleiben, wenn man die Nahrung unzerkaut herunterschluckt. Ein übertriebenes Getue, wie es gewisse Anhänger der Makrobiotik pflegen, ist dabei keineswegs nötig.

■ **Besteck immer wieder beiseitelegen.** Nach zwei oder drei Bissen legt man das Besteck zur Seite. Dieser kurze Zeitraum – den man nach Lust und Laune verlängert, indem man sich mit seinen Tischnachbarn unterhält – stört den «Rhythmus der Gefrässigkeit» und unterstützt so eine bessere Steuerung der Ernährung.

Lernen, Mass zu halten

Es reicht allerdings nicht aus, nur auf die – zum Teil eher unauffälligen – Sattheitssignale zu hören. Man muss auch lernen, darauf zu reagieren. Das heisst, mit dem Essen aufzuhören.

Um sein Gewicht langfristig in den Griff zu kriegen, soll man zwar von allem essen, doch einfach ein bisschen weniger als bisher, da man ja an Übergewicht leidet. Einige kalorienarme Diäten sind entsprechend aufgebaut. Doch ihre Ziele entsprechen nicht den tatsächlichen Bedürfnissen des Körpers. Sie entstammen einer simplen Rechnung, die auf der Idee basiert, dass eine Verringerung der täglich aufgenommenen Kalorien zu einer Verringerung des Gewichts führt. Solange die Ziele massvoll bleiben, kann dieses Vorgehen bestimmten Charakteren helfen, die darauf angewiesen sind, ihre Anstrengungen quantifizieren zu können.

Mit massvoll ist gemäss Ernährungsforscher Gilles Mithieux (siehe Seite 23) Folgendes gemeint:

37

Im Idealfall sollte man nicht mehr als ein Kilogramm in drei Monaten abnehmen. Auf keinen Fall darf es aber mehr als ein Kilogramm pro Monat sein – nicht pro Woche, wie es vielen Diäten proklamieren.

Besser ist dennoch ein anderes Vorgehen: Man lernt auf die Hunger- und die Sättigungssignale zu hören und erhöht gleichzeitig die körperliche Aktivität (siehe Kapitel 3). Im Laufe dieses Lernprozesses lässt man langsam aber sicher eine Gewohnheit hinter sich, die stark verankert ist, auf Teufel komm raus den Teller leer zu essen. Zugegeben, aus einer rein ethischen Perspektive ist Aufessen lobenswert. Doch es gilt, sich mit der Tatsache abzufinden, dass gewisse Nahrungsmittel im Abfalleimer oder auf dem Kompost landen – zumindest in der Anfangszeit.

Schrittweise lernt man aber, die Nahrungsmittel sorgsamer auszuwählen und die Mengen besser einzuschätzen. Bleiben vom saftigen Steak mit 180 g zum Schluss 50 g übrig, wenn man auf die Sattheitssignale achtet? Waren drei Bratkartoffeln zu viel, blieb ein Drittel der 250 g Zucchetti und Peperoni stehen? Kein Problem. Man reduziert in Zukunft bei ähnlichen Mahlzeiten einfach die Mengen im entsprechenden Mass.

Die Methode, die in diesem Ratgeber vorgestellt wird, teilt unter Berücksichtigung des Nährwerts, des Brennwerts sowie des Gehalts an Ballaststoffen die Nahrungsmittel in grosse, mit Farben gekennzeichnete Kategorien auf.

Dank dieser Kategorisierung wählt man künftig automatisch jene Nahrungsmittel, die es am besten erlauben, das Gewicht in den Griff zu bekommen.

Das richtige Mass an Bewegung
10 000 Schritte jeden Tag

Genug körperliche Aktivität ist ein Schlüsselfaktor, um das Körpergewicht in den Griff zu bekommen. Doch übersteigerte Fitnessprogramme sind nicht erfolgversprechend, zu oft werden sie aufgegeben. Viel ratsamer ist es, Bewegung in den Alltag einzubauen.

Es klingt paradox: Der Durchschnittsmensch isst heutzutage weniger als vor fünfzig Jahren. Gleichzeitig bewegt er sich aber auch deutlich weniger. Die Menschheit ist träge geworden. Die Weltgesundheitsorganisation (WHO) hat festgestellt, dass die körperliche Aktivität nur bei rund 40 Prozent der Weltbevölkerung ausreicht, um eine positive Wirkung auf die Gesundheit zu entfalten. In den Vereinigten Staaten ist dieser Anteil sogar auf 25 Prozent abgesunken.

Bewegung ist aber ein Schlüsselelement für die Prävention sowie die Behandlung von Übergewicht. Selbstverständlich ist es möglich, das Gewicht zu senken, indem man ausschliesslich die Ernährung reduziert. Das haben wir in den vorangehenden Kapiteln gesehen. Aber dabei wird auch die Muskelmasse verringert, womit der Grundumsatz des Körpers ebenfalls sinkt (siehe Seite 18). Damit vermindern sich die Chancen, das neue Gewicht zu halten.

Im Gegensatz dazu greift der Organismus bei erhöhter körperlicher Aktivität – eine zusätzliche Stunde Fahrradfahren zum Beispiel – sehr schnell auf die Fettreserven zurück und holt sich dort die nötige Energie. Mehr noch: Sein Energieverbrauch wird auch in den Stunden danach noch höher sein als gewöhnlich. Ausserdem wirkt sich diese Aktivität auf die Regulierung des Hormons Leptin aus, das beim Hungermechanismus eine entscheidende Rolle spielt (siehe Seite 24).

Schliesslich kommt die körperliche Aktivität auch der Muskulatur, dem Knochengerüst sowie dem Herz-Kreislauf-System zugut – was man von einer Diät, die ausschliesslich auf Gewichtsreduzierung setzt, nicht behaupten kann.

Abbau der Fettpolster bei zusätzlicher Bewegung

Ähnlich wie ein Verbrennungsmotor, der mit Benzin zugeführte Energie umwandelt und die Räder zum Drehen bringt, wandeln die Muskeln chemische Energie in mechanische Energie um. Die Vorgänge im Körper sind komplex, doch der Grundsatz, der dahintersteht, ist eingängig: Je mehr man sich bewegt, desto mehr Energie verbraucht man.

Das heisst, der Körper hat weniger Gelegenheit, um Fett und Kohlenhydrate in Reserven umzuwandeln, die er in Form von Fettpolstern speichert. Im Gegenteil, um die nötige Energie für die Bewegung aufzubringen, greift er allenfalls auf die Fettreserven zurück, die dabei abgebaut werden. Kurzum: Mehr Bewegung bringt nur Vorteile!

Damit man von genügender körperlicher Bewegung sprechen

kann, muss mindestens ein Mal pro Woche eine dynamische körperliche Aktivität ausgeübt werden – besser aber drei Mal wöchentlich.

Energieverbrauch einzelner Aktivitäten

Um unsere grossen Bewegungsdefizite besser einordnen zu können, lohnt sich eine Betrachtung des Energiebedarfs der einzelnen Aktivitäten. Interessant ist dabei der Bedarf jener Betätigungen, von denen man glaubt, dass sie reichhaltige Mahlzeiten auszugleichen vermögen. Der jeweilige Energiebedarf wird in MET (Metabolic Equivalent of Task) ausgedrückt. Mit dieser Einheit lässt sich der Energieverbrauch unseres Organismus in Bezug zum Körperge-

3
Das richtige Mass an Bewegung

wicht beziffern. Im Ruhezustand entspricht der Energieverbrauch 1 MET. Das bedeutet: Pro Kilogramm Körpergewicht werden 1 kcal pro Stunde respektive 3,5 Milliliter Sauerstoff pro Minute benötigt. Mit der folgenden Formel

Fünf Stufen der Aktivität

Welche Personen sind eher träge? Und wer kann als aktiv bezeichnet werden? Ähnlich wie beim Idealgewicht (siehe Seite 8) oder beim Energiebedarf (siehe Seite 18) gibt es unterschiedliche Skalen, die zumindest annäherungsweise eine Einschätzung erlauben. Unten ist die Einteilung wiedergegeben, wie sie die Heart Clinic of Corpus Christi im US-Bundesstaat Texas zu kardiologischen Zwecken entwickelt hat.

Kategorie	Unterkategorie	Aktivitäten
INAKTIV	Keine Aktivität	Die physische Aktivität geht kaum über die täglichen Bedürfnisse hinaus (Arbeit im Büro, Autofahren, Fernsehen)
	Minimale Aktivität	Leichte körperliche Aktivität zwischen 15 und 30 Minuten pro Tag (Treppensteigen, Gartenarbeit, leichte Hausarbeiten)
AKTIV	Leichte Aktivität	Körperliche Aktivitäten, die grosse Muskelgruppen mobilisieren (Tragen von Lasten, schwere Hausarbeiten)
	Gemässigte Aktivität	Mindestens eine dynamische körperliche Aktivität, die eine deutliche Steigerung der Herzfrequenz bewirkt (Jogging, Tennis, Ski, Schwimmen, Velofahren, Tanzen), ein bis drei Mal pro Woche während 15 Minuten
	Intensive Aktivität	Mindestens eine dynamische körperliche Aktivität (Langlauf, Aerobic, Fussball, Rollerskating), mindestens drei Mal pro Woche während 20 Minuten oder länger

kann der Energiekonsum pro Minute (kcal/Min.) berechnet werden: **MET x 3,5 x Körpergewicht : 200.**

Beispiel Velofahren

Nehmen wir ein junges Mädchen mit einem Körpergewicht von 52 kg, das 40 Minuten mit einem Durchschnittstempo von 15 km/h Velo fährt:

- Die Intensität wird auf 5,8 MET eingestuft (siehe Tabelle Seite 136). Das Mädchen verbraucht also gut fünf Mal mehr Energie als im Ruhezustand.
- Daraus ergibt sich folgende Rechnung: **(5,8 x 3,5 x 52) : 200 = 5,278 kcal pro Minute.**
- Das Mädchen hat folglich auf ihrer Velotour von 10 Kilometern **5,278 x 40 = 211,12 kcal** verbrannt. Das entspricht nicht einmal einem Gipfeli.

Ähnliche Beispiele springen ins Auge, wenn man eine kleine Auswahl von alltäglichen aber auch von sportlicheren Aktivitäten (siehe Tabellen Seiten 134 bis 137) betrachtet: Der Energieverbrauch ist meist weit geringer als erwartet. Diese Zahlen belegen: Es ist

nicht sinnvoll, die Gewichtskontrolle einseitig auszurichten und die Ziele zu hoch zu stecken. Denn ein unrealistisch hartes Training oder zu viele Einschränkungen bei der Ernährung führen über kurz oder lang zum Abbruch des Programms. Vielmehr lohnt es sich, eine gemässigte, doch zugleich umfassendere Methode anzuwenden.

Zuallererst heisst es, die Versprechungen von Diät-Autoren zu vergessen, die auf Gewichtsverluste von mehreren Kilogramm pro Monat schwören. Im Gegenteil: Man sollte sich Zeit nehmen. Um zu lernen, auf sein Hungergefühl zu hören und sich satt zu essen – aber nicht zu viel zu essen. Und um sich dauerhaft mehr zu bewegen.

Jeden Tag für mehr Bewegung sorgen

Wer die körperlichen Aktivitäten ausdehnt, erhöht den Energiebedarf. Der Körper setzt die nötige Energie durch die Verbrennung der Fettreserven frei.

Wie weit muss man ohne Sport zu treiben die alltäglichen Bewegungsaktivitäten erhöhen? Dazu drei Beispiele, bezogen auf eine Person mit 70 kg Körpergewicht. Eine Stunde Staubsaugen verbraucht 257 kcal. Bügeln und im Stehen Kleidungsstücke zusammenlegen 159 kcal. Sitzend lesen 96 kcal. Eine detaillierte Übersicht für andere Körpergewichte und dreissig Aktivitäten bietet die Tabelle auf Seite 134.

Das Urteil ist ernüchternd: Wer keinen körperlich anspruchsvollen

Rechner für Kalorienverbrauch

Wie viel Energie verbrauche ich beim Tanzen, Bergwandern, Staubsaugen? Mit dem Online-Rechner des Gesundheitstipp lässt sich der Kalorienverbrauch bezogen aufs eigene Körpergewicht ablesen. Abfragbar sind mehrere Hundert Aktivitäten, die im «Compendium of Physical Activities Tracking guide» eingestuft worden sind. www.gesundheits tipp.ch/service/panmetron

Job hat, keine langen Strecken zu Fuss bewältigt oder nicht regelmässig trainiert, kann sein Gewicht mit spontanen, alltäglichen Aktivitäten nicht in den Griff kriegen. Da der Kalorienverbrauch bei der Berufswahl nur selten ein Kriterium darstellt, bleiben genau zwei Möglichkeiten, um die Bewegungsaktivität wirkungsvoll zu erhöhen: Mehr zu Fuss gehen und/oder mehr Sport treiben – ein Muss für alle, die ihre Ziele mittel- und langfristig erreichen wollen.

Öfter zu Fuss gehen

Wozu hat der Mensch zwei Beine? Damit er sich fortbewegen kann. Träge geworden benutzt er sie heutzutage viel zu selten. Die meisten Menschen machen nicht mehr als 5000 Schritte pro Tag. Das ist definitiv nicht genug! Es entspricht in der Skala der beiden US-amerikanischen Bewegungsforscher Catrine Tudor-Locke und David Bassett lediglich dem Level «inaktiv» (siehe Tabelle oben).

Die Differenz zwischen «aktiv» und «inaktiv» beträgt demnach nur 5000 Schritte. Umgerechnet entspricht das bei einer durchschnittlichen Schrittlänge von 75 cm einer Distanz von 3,75 km. Zu Fuss braucht man dafür ungefähr eine Dreiviertelstunde. In Anbetracht der oft übervollen Terminkalender sind 45 Minuten keine Kleinigkeit. Deshalb muss die zusätzliche Bewegung möglichst effizient eingesetzt werden. Nämlich da, wo sowieso Zeit verloren geht.

Etwa, indem man zu Fuss geht, statt auf den Anschluss-Bus für

Schritt für Schritt

Status	Anzahl Schritte pro Tag
Inaktiv	5000
Wenig aktiv	5000 bis 7499
Mässig aktiv	7500 bis 9999
Aktiv	10 000 bis 12 499
Sehr aktiv	Mehr als 12 500

QUELLE: TUDOR-LOCKE UND BASSETT, 2003

die letzten drei Haltestellen bis nach Hause zu warten. Zieht man die Wartezeit und den Zeitaufwand für die Fahrstrecke in die Berechnung mit ein, so opfert man für einen halbstündigen Marsch im Endeffekt nur eine Viertelstunde. Oder indem man die Mittagspause nutzt, um eine Viertelstunde spazieren zu gehen. Stattdessen verzichtet man auf einen zweiten gezuckerten Kaffee. Oder, noch banaler, indem man während Telefongesprächen im Büro auf und ab geht. Noch viel effektiver ist es, Aufzüge konsequent zu boykottieren. Treppensteigen verbraucht drei Mal mehr Energie als sich in der Ebene zu Fuss fortzubewegen.

Die Hilfe des Schrittzählers

Das Pedometer, auch Schrittzähler genannt, hilft dabei, die zusätzliche körperliche Aktivität zu einer Gewohnheit werden zu lassen. Es ist ein einfaches Gerät, das man diskret am Gürtel befestigen kann. Wer keinen Gürtel trägt, kann das Pedometer auch am Hosenbund oder an der Kante einer Hosentasche anbringen. Bei jedem Schritt bewegt sich ein waagrechtes Pendel, das mit einer Feder verbunden ist. Es löst ein elektrisches Signal aus, welches das Pedometer zum Zählen bringt. Man stellt das Gerät jeden Morgen beim Aufstehen auf null und legt sich erst dann schlafen, wenn es mindestens 10 000 Schritte anzeigt – auf die Gefahr hin, vor dem Schlafengehen noch eine kleine, nächtliche Runde drehen zu müssen. Hier gilt das Gleiche wie beim Zähneputzen: Auch wenn es manchmal lästig ist, geht man nicht ins Bett, bevor es erledigt ist.

Nicht alle Schrittzähler arbeiten einwandfrei. Smartphone-Applikationen zum Beispiel sind oft unzuverlässig. Das gilt für Gratis-Apps wie für kostenpflichtige Angebote. Hochentwickelte Pedometer wiederum sind teuer, ohne echte Vorteile zu bieten. Sie geben etwa vor, den Energieverbrauch zu berechnen, berücksichtigen aber das Körpergewicht nicht.

Wie diverse Schweizer Bewegungskampagnen verlassen auch wir uns auf das Modell Digi-Walker SW-200 der Marke Yamax. Es entspricht den wissenschaftlichen Kriterien der medizinischen Poliklinik der Universität Lausanne. Dieser Schrittzähler ist einfach zu bedienen, leicht und präzise, die Batterie (LR-44) ist auswechselbar. Es besteht die Möglichkeit, diesen Schrittzähler für Fr. 25.50 (inklusive Versand) über den Verlag zu bestellen: Gesundheitstipp, Schrittzähler, Postfach, 8024 Zürich, Telefon 044 253 83 20, Fax 044 253 83 21, www.gesundheitstipp.ch/service/panmetron. Der Schrittzähler trägt das Logo des Gesundheitstipp.

Wer fit ist, verbrennt mehr Fett
Reicht es, jeden Tag die Anzahl der Schritte zu erhöhen, um das Gewicht in den Griff zu kriegen? Auf jeden Fall ist das ein fantastischer Anfang: Wer es schafft, die körperliche Aktivität so zu erhöhen, und das erst noch jeden Tag, hat bereits den wichtigsten Schritt gemacht! Im Idealfall sollten allerdings noch ein bis zwei intensivere Trainingseinheiten hinzukommen.

Warum? Beim Gehen oder bei sportlichen Aktivitäten mit erhöhtem Rhythmus haben Personen mit einer guten «aeroben Ausdauer» einen deutlichen Vorteil gegenüber weniger aktiven Menschen, die schnell ausser Atem geraten. Die schlechter Trainierten verbrennen nämlich in der gleichen Zeitspanne zwei Mal weniger Kalorien.

Die aerobe Ausdauer entspricht der kardiorespiratorischen Kapazität. Das ist die Fähigkeit von Herz, Lunge und Blutkreislauf, Sauerstoff zu transportieren und für die Muskelarbeit zu nutzen.

Ein simpler Versuch zeigt, ob man einigermassen fit ist: Man steigt leicht beladen ungefähr zwanzig Treppenstufen hoch. Gerät man völlig ausser Atem, reicht der bisherige Trainingsaufwand definitiv nicht aus. Wer aber immer noch relativ frisch ist, muss sich keine Sorgen machen.

So funktioniert der Step-Test
Etwas genauer lässt sich die aerobe Ausdauer mit Hilfe des Step-Tests messen. Dazu sind zwei Dinge nötig, eine etwa 20 cm hohe Plattform, zum Beispiel eine

Aerobe Ausdauer mit dem Step-Test messen

Frauen	20–29 Jahre	30–39 Jahre	40–49 Jahre	über 50 Jahre
Verfassung	Pulsschläge während 30 Sekunden [1]			
Ausgezeichnet	39–42	39–42	41–43	41–44
Sehr gut	43–44	43–45	44–45	45–57
Gut	45–46	46–47	46–47	48–49
Mittel	47–52	48–53	48–54	50–55
Schlecht	53–56	54–56	55–57	56–58
Sehr schlecht	57–66	57–66	58–67	59–66
Männer	**20–29 Jahre**	**30–39 Jahre**	**40–49 Jahre**	**über 50 Jahre**
Verfassung	Pulsschläge während 30 Sekunden [1]			
Ausgezeichnet	34–36	35–38	37–39	37–40
Sehr gut	37–40	39–41	40–42	41–43
Gut	41–42	42–43	43–44	44–45
Mittel	43–47	44–47	45–49	46–49
Schlecht	48–51	48–51	50–53	50–53
Sehr schlecht	52–59	52–59	54–60	54–62

[1] Messung siehe Seite 44 «So funktioniert der Step-Test»

Treppenstufe, und eine Stoppuhr oder eine Uhr mit Sekundenzeiger:
- Man steigt alle fünf Sekunden zweimal auf die Plattform hinauf und wieder herunter, immer abwechselnd mit dem rechten und dem linken Fuss.
- Nach drei Minuten bleibt man dreissig Sekunden stehen und misst anschliessend während dreissig Sekunden seinen Puls.
- Dann vergleicht man das Messresultat mit der Tabelle oben. Sie zeigt, wie es um die kardiorespiratorische Verfassung steht.

Unabhängig vom Resultat lohnt es sich, im Alltag einen Trick anzuwenden: Während eines Drittels der neunzig Minuten, die man täglich zu Fuss geht (5000 Schritte heute, plus weitere 5000 Schritte in Zukunft), also während etwa einer halben Stunde, beschleunigt man den Schritt etwas. Es reicht, dass man leicht ausser Atem gerät.

Eine Person durchschnittlicher Korpulenz (70 kg) verbrennt nämlich laut Schätzungen 220 kcal pro Stunde, wenn sie sich eher langsam auf einer flachen Strecke fortbewegt (4 km/h). Sie verbrennt aber 315 kcal, wenn sie den Rhythmus leicht erhöht (5,5 km/h) und sogar 400 kcal pro Stunde, wenn sie die Geschwindigkeit beibehält, ihr Weg jedoch ansteigt. Die Tabelle auf Seite 135 zeigt eine Übersicht des Energieverbrauchs (in kcal) bei verschiedenen Gehgeschwindigkeiten.

Daraus lässt sich ablesen: Legt eine Person eine flache Strecke von 5,6 km zu Fuss mit einer Geschwindigkeit von 4 km/h zurück, verbraucht sie 280 kcal. Das ist etwa gleich viel wie bei jemandem, der die selbe Distanz mit einer Geschwindigkeit von 5,6 km/h abspult. Marschieren hingegen beide

Fett ist eine einzige Masse

Es ist illusorisch, sich beim Training ausschliesslich auf jene Stellen zu konzentrieren, an denen man Fettpolster loswerden möchte. Denn es besteht kein direkter Zusammenhang zwischen einem Muskel und der nächstgelegenen Fettmasse. Das Fett gelangt unabhängig vom Ort, an dem es abgebaut wird, in den gesamten Blutkreislauf. Es wird im ganzen Körper verteilt, um schliesslich dahin zu gelangen, wo es gebraucht wird.

genau gleich lang, zum Beispiel eine Stunde, so verbrennt der schneller Gehende deutlich mehr Kalorien. Zudem wirkt sich das leicht erhöhte Tempo positiv auf die aerobe Ausdauer aus. Dieser Reflex macht sich bezahlt. Die wohltuende Wirkung wird relativ schnell sichtbar und die Entwicklung ist insbesondere bei wenig aktiven Personen ziemlich spektakulär. Allerdings können die Ergebnisse von Person zu Person stark unterschiedlich ausfallen.

Vergleich von Trainingsserien
Fortschritte werden mit der Einheit VO_2max gemessen. Es handelt sich dabei um die maximale Sauerstoffmenge, die durch die Muskelarbeit konsumiert wird. Sie hängt von mehreren Faktoren ab: Einerseits von der Kapazität der Lungenbläschen, Sauerstoff ins Blut zu pumpen. Andererseits von der Effizienz des Bluts, den Sauerstoff zu transportieren (dazu wird die Menge der roten Blutkörperchen und die Herzfrequenz gemessen). Besonders wichtig ist in diesem Zusammenhang, wie effizient die Muskelzellen den zugeführten Sauerstoff in mechanische Tätigkeit umsetzen.

Die Menge an verbrauchtem Sauerstoff (VO_2) darf eine bestimmte Grenze nicht überschreiten, nämlich die VO_2max. Dieser Wert wird in Millilitern Sauerstoff pro Kilogramm Körpergewicht und pro Minute (ml/kg/Min.) ausgedrückt. Durchs Training ist eine Erhöhung um 10 bis 50 Prozent möglich. Die VO_2max kann mit Hilfe eines Lauftests über 1600 m gemessen werden.

Um Fortschritte zu erfassen, werden die Resultate vom Anfang einer Trainingsserie mit den Resultaten am Ende der Serie verglichen. Wer sich verbessern will, muss «alles geben»: Im Idealfall sind das mindestens drei halbstündige Trainingseinheiten pro Woche. Die Anstrengung sollte ungefähr der Hälfte des eigenen VO_2max entsprechen. Wer weniger amibtioniert ist, sollte sich in einer ersten Phase nicht allzu hohe Ziele stecken. Falls das Training später zur Gewohnheit und zum Vergnügen wird, lässt sich das Ziel immer noch nach oben korrigieren.

Fortschritte brauchen Zeit
Ein vernünftiges Mass ist auch beim Trainingsprogramm wichtig.
■ Am einfachsten geht es, wenn man das Training Schritt für Schritt in Angriff nimmt. Zu Beginn empfehlen sich fünfzehnminütige Einheiten im eigenen Rhythmus. In der Folge steigert man die Dauer der Trainingseinheiten, indem

So funktioniert der Lauftest

Beim VO_2max-Test wird die Geschwindigkeit gemessen, mit der es eine Person schafft, eine Strecke von 1600 m ohne Steigung mit kräftigen Schritten – also ohne die Kräfte zu erschöpfen – und in gleichmässigem Rhythmus zu durchlaufen. Anschliessend wird der Puls gemessen, um die Herzfrequenz (Herzschlag pro Minute) zu erhalten. Die Berechnung des VO_2max sieht wie folgt aus:

Zeit für die zurückgelegte Strecke x 3,2839 = A
Herzschlag/Minute x 0,1565 = B
Alter x 0,3877 = C
Körpergewicht x 0,0769 = D
A + B + C + D = E
Für Frauen: 132,85 – E = VO_2max, ausgedrückt in ml/kg/Min.
Für Männer: 139,17 – E = VO_2max, ausgedrückt in ml/kg/Min.

Beispiel für einen vierzigjährigen Mann, mit 65 kg, dessen Herzfrequenz bei 125 Herzschlägen pro Minute liegt, nachdem er die 1600 m in 15 Minuten und 40 Sekunden absolviert hat:

15,66 x 3,2839 = 51,43
125 x 0,1565 = 19,56
40 x 0,3877 = 15,51
65 x 0,0769 = 5
51,43 + 19,56 + 15,51 + 5 = 91,5
139,17 – 91, 5 = ungefähr 48 ml/kg/Min.

man jeweils fünf Minuten dranhängt. Ziel ist es, bei Aktivitäten mittlerer Intensität – man gerät dabei leicht ausser Atem – 60 bis 90 Minuten und bei Aktivitäten höherer Intensität 30 bis 45 Minuten durchzuhalten.

■ Am grössten sind die Erfolge mit Sportarten, die den ganzen Körper beanspruchen, zum Beispiel Nordic Walking, Velofahren, Schwimmen, Langlauf oder Rudern (siehe Tabellen Seite 136 und 137). Entscheidend ist, dass man alle grossen Muskeln aktiviert.

■ Auch bei der Steigerung der körperlichen Aktivität sollte man sich nach dem Grundsatz «Pan Metron» vernünftige Ziele setzen. Mehr als ein Kilogramm Gewichtsverlust pro Monat ist nicht zu empfehlen.

■ Der Vorteil des Trainings: Noch Stunden nach der Trainingseinheit verbrennt der Körper zusätzliche Kalorien. Der Nachteil: Verliert man Gewicht, so verringert sich auch der Grundumsatz des Körpers. Deshalb sollte man das Training unbedingt weiterführen, damit es zu einer (gesunden) Gewohnheit wird. Sonst nimmt man die verlorenen Kilos bald wieder zu.

Schneller mit dem Online-Rechner

Für die VO_2max-Berechnung können Sie auf ein Programm zurückgreifen, das im Pan-Metron-Internet-Package enthalten ist: www.gesundheitstipp.ch/service/panmetron

Welche Lebensmittel gut für den Körper sind

Ein einfaches System hilft beim Menüplan: Die Farben Rosa, Orange und Grün geben Auskunft, wie gut ein Nahrungsmittel den Bedarf des Körpers abdeckt und für die Gewichtskontrolle geeignet ist. Die Einstufung basiert auf einem Gesundheitsindex, den Ernährungswissenschafter entwickelt haben.

Es spricht nichts dagegen, weiterhin abwechslungsreiche und pfiffige Gerichte zu essen! Wenn man seine Ernährung vielfältig gestaltet, sind die Chancen grösser, dass der gesamte Bedarf des Körpers abgedeckt ist. Dabei ist es wichtig, jene Nahrungsmittel zu kennen, die beim Nährstoffbedarf am besten abschneiden. Denn sie helfen auch, die Bilanz der Energiezufuhr auszugleichen.

Um die Auswahl zu erleichtern, haben wir ein einfaches Farbsystem entwickelt, das die Nahrungsmittel in vier Kategorien einteilt. Dabei geht es nicht darum, gewisse Lebensmittel auf Kosten anderer gänzlich wegzulassen. Vielmehr soll man lernen – mit Blick auf die Bedürfnisse unseres Körpers und die Gewichtskontrolle – Prioritäten zu setzen. Das sei betont, weil die Farben des Systems – Rosa, Orange und Grün – relativ leicht mit einem Lichtsignal in Verbindung gebracht werden. Die Farbwahl sollte aber nicht wie bei einer Verkehrsampel verstanden werden, sondern in einem breiteren Sinn.

Die Farben geben nicht an, ob ein Nahrungsmittel erlaubt oder verboten ist. Vielmehr zeigen sie, welche Nahrungsmittel sich am besten dazu eignen, das Gewicht zu stabilisieren oder zu senken und gleichzeitig den Nahrungsbedarf des Körpers zu decken. Selbstverständlich geben sie auch an, welche Nahrungsmittel diese Kriterien nicht erfüllen. Dennoch wäre es schade, solche Speisen vom Menüplan zu streichen, wenn sie einem schmecken.

Auch hier gilt: Pan Metron – alles mit Mass. Es geht nicht darum, völlig auf Salami oder Pralinés zu verzichten. Sie müssen einfach nur mit anderen – «grüneren» – Nahrungsmitteln kombiniert werden, damit die Energie- und Nährstoffbilanz über einen Tag oder über eine ganze Woche hinweg betrachtet ausgewogen ist.

Die Farben

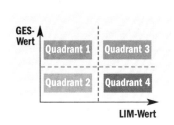

Punkte geben Auskunft über den Nährwert

Französische Forscher des nationalen Instituts für Gesundheit und medizinische Forschung (Inserm) haben als neues Hilfsmittel einen Gesundheitsindex entwickelt, den sogenannten GES-LIM. Mit seiner Hilfe fällt es im Alltag leichter, eine ausgeglichene Nahrungsbilanz zu erreichen:

■ Die Abkürzung GES steht für gesund. Der GES-Wert gibt den positiven Nährwert eines Lebensmittels an, also den Gehalt an Eiweiss, Mineralstoffen, Vitaminen und so weiter. Je höher die Punktzahl, desto besser der Nährwert.

■ Der LIM-Wert hingegen zeigt auf, welche Nahrungsmittel man limitiert, also mit Mass geniessen sollte. Dazu gehören etwa Salz, gesättigte Fettsäuren und zugefügter Zucker. Je höher die Punktzahl, desto eher sollte man das Nahrungsmittel meiden.

Überträgt man die beiden Werte in einen Quadranten, ergibt sich ein vereinfachter und gut lesbarer Nährwertindikator (siehe Seite 53). Er ist das wichtigste Element der Pan-Metron-Methode.

Der GES-Wert integriert die Energiedichte (ausgedrückt in kcal pro

100 g) zumindest ansatzweise. Doch es ist sinnvoll, ihr etwas mehr Bedeutung beizumessen, wenn man das Gewicht in den Griff

4
Mit Farben und Zahlen zum Ziel

Gesundheitswert (GES) umfasst 23 Nährstoffe

Nährstoffe	RDA[1]	Nährstoffe	RDA[1]
Eiweiss	65 g	Vitamin B_{12}	2,4 µg
Ballaststoffe	30 g	Vitamin C	110 mg
Fettsäure ALA	1,8 g	Vitamin D	5 µg
Fettsäure LA	9 g	Vitamin E	12 mg
Fettsäure DHA	0,11 g	Kalzium	900 mg
Vitamin A	700 µg	Kupfer	1,8 mg
Vitamin B_1	1,2 mg	Eisen	12,5 mg
Vitamin B_2	1,6 mg	Jod	150 µg
Vitamin B_3	13 mg	Magnesium	390 mg
Vitamin B_6	1,7 mg	Kalium	3100 mg
Vitamin B_9	315 µg	Selen	55 µg
		Zink	11 mg

1 Empfohlene Nährstoffzufuhr pro Tag (Recommended Daily Allowance, RDA), Mittelwert Mann/Frau bekommen will – ohne sich jedoch davon verrückt machen zu lassen. Es geht nicht darum, mit dem Gesundheitsindex GES-LIM ein neues wissenschaftliches Konzept zu entwerfen. Vielmehr trägt der Index Instrumente zusammen, die von anerkannten Wissenschaftern erarbeitet wurden, und macht sie mit Hilfe der vier Farben Dunkelgrün, Hellgrün, Orange und Rosa einfach zugänglich. Es handelt sich also nicht um eine revolutionäre neue Theorie, höchstens um eine «revolutionäre» Umstellung der Gewohnheiten.

Man wählt die Nahrungsmittel bewusster, bewegt sich etwas

INFO

Der GES-Wert drückt aus, wie hoch bei einem Lebensmittel der Anteil von 23 Nährstoffen im Vergleich zur empfohlenen Nährstoffzufuhr ist (RDA, Recommended Daily Allowance). Berechnet wird er mit folgender Formel:

$$\text{GES-Wert} = \dfrac{\dfrac{\left(\dfrac{\text{Nährstoff 1}}{\text{RDA 1}} + \dfrac{\text{Nährstoff 2}}{\text{RDA 2}} + ... + \dfrac{\text{Nährstoff 23}}{\text{RDA 3}}\right) \times 100}{23}}{\text{kcal pro 100 g}} \times 100$$

So gesund ist Forelle

Mathematikliebhaber können sich an einem praktischen Beispiel versuchen und den GES-Wert für eine Forelle berechnen.

Rechts finden sich die nötigen Nährstoffangaben pro 100 g. Mit Hilfe der empfohlenen Nährstoffzufuhr (siehe Tabelle Seite 49) können die einzelnen Werte berechnet werden, die für den GES benötigt werden. Zum Beispiel: 22,8/65 für Eiweiss, 0,024/1,8 für die Fettsäure ALA, 12,4/900 für Kalzium und so weiter. Danach wird das Total durch die Kalorienmenge von 100 g dividiert (125 kcal).

Mit einem GES-Wert von 30 schneidet die Forelle sehr gut ab. Laut dem französischen Forschungsteam am Inserm-Institut in Marseille sind GES-Werte über 5 Punkte als gut zu bezeichnen. Das bedeutet, dass eine Portion von 100 kcal die empfohlene Nährstoffzufuhr (RDA) zu 5 Prozent abdeckt. Bei insgesamt 2000 kcal pro Tag – dem durchschnittlichen Energiekonsum einer erwachsenen Person – wird somit die empfohlene Nährstoffzufuhr voll abgedeckt.

	Gehalt pro 100 g
Eiweiss	22,8 g
Ballaststoffe	0 g
Fettsäure ALA	0,03 g
Fettsäure LA	0,22 g
Fettsäure DHA	0,47 g
Vitamin A	30 µg
Vitamin B_1	0,07 mg
Vitamin B_2	0,08 mg
Vitamin B_3	3 mg
Vitamin B_6	0,43 mg
Vitamin B_9	7,5 µg
Vitamin B_{12}	6 µg
Vitamin C	0,01 mg
Vitamin D	0,01 µg
Vitamin E	0,6 mg
Kalzium	12 mg
Kupfer	0,05 mg
Eisen	1,2 mg
Jod	6 µg
Magnesium	32 mg
Kalium	520 mg
Selen	17 µg
Zink	0,6 mg

mehr (siehe Kapitel 3) und lernt, auf Hunger- und Sattheitsgefühle zu hören (siehe Kapitel 2). Damit kann man sein Gewicht endlich und vor allem langfristig in den Griff bekommen.

Bedeutung der GES-Punkte

Der GES-LIM-Gesundheitsindex ist von einem Team um Nicole Darmon, Forschungsleiterin am Inserm-Institut in Marseille, entwickelt worden. Der GES misst, wie gut ein Lebensmittel den Bedarf des Körpers abdeckt. Jedes Lebensmittel enthält Nährstoffe, die für den Organismus – mehr oder weniger – notwendig sind. Wissenschafter haben für die meisten Fälle präzise berechnet, wie viel unser Körper täglich davon aufnehmen sollte. Das Resultat ist die empfohlene Nährstoffzufuhr (oft abgekürzt mit RDA für Recommended Daily Allowance).

Die empfohlene Menge der einzelnen Nährstoffe kann meist problemlos über eine längere Periode verteilt aufgenommen werden, etwa über eine ganze Woche. Beim GES wurde der Einfachheit halber ein Mittelwert für Frauen und Männer festgelegt. Im Idealfall, das heisst wenn bei einem Nahrungsmittel die Anteile aller einzelnen Nährstoffe bekannt sind, berücksichtigt der GES insgesamt 23 Nährstoffe (siehe Tabelle Seite 49).

Bedeutung der LIM-Punkte

In den Industrieländern werden häufig Lebensmittel mit viel Fett, Salz und Zuckerzusätzen gegessen. Im Gegensatz zu den GES-

Beispiele: Gesund – ungesund

Hoher GES-Wert		Tiefer GES-Wert	
Kalbsleber	193	Bonbons	0,1
Austern	106	Kochbutter	0,4
Petersilie	97	Limonade	0,9
Spinat	93	Schlagrahm	1,4
Venusmuscheln	83	Schwarze Oliven	1,6
Thunfisch	72	Milchschokolade	1,7
Grüne Peperoni	61	Weisser Reis	1,7
Lachs	51	Gipfeli	1,8
Karotten	47	Weissbrot	2,6
Rhabarber	39	Hacktätschli	3,2

Punkten zeigen nun die LIM-Punkte, ob eine Speise zu viele solcher Nährstoffe enthält, die man nur mit Mass geniessen sollte. Die Forscher empfehlen folgende Obergrenzen pro Tag:

- 22,2 g gesättigte Fettsäuren (GFS), was 10 Prozent des durchschnittlichen Energieverbrauchs entspricht (2000 kcal pro Tag für eine erwachsene Person);
- 6 g Salz, was 2365 mg Natrium entspricht (dieser Wert liegt leicht über der Empfehlung der Weltgesundheitsorganisation WHO);

Berechnung der LIM-Punkte

$$\text{LIM-Wert} = \frac{\left(\dfrac{\text{GFS}}{22,2} + \dfrac{\text{Natrium}}{2365} + \dfrac{\text{Zuckerzusätze}}{50} \right)}{3} \times 100$$

Beispiel: 100 g Salami enthalten zwar keine Zuckerzusätze, dafür aber 16 g gesättigte Fettsäuren (GFS) und 1800 mg Natrium. Man kann unschwer erkennen, dass die Tageslimite schon mit einer Portion von 140 g Salami sowohl bei den gesättigten Fettsäuren als auch beim Salz überschritten wird! Folglich hat Salami – wen überrascht's? – einen sehr schlechten LIM-Wert von 50.

Beispiele: Limitiert – unlimitiert

Hoher LIM-Wert		Tiefer LIM-Wert	
Sardellen	81	Grapefruit	0
Butter	79	Ananas	0
Kaugummi	65	Zwiebel	0,1
Schwarze Schokolade	63	Chicorée	0,1
Chorizo	59	Tomaten	0,2
Schwarze Oliven	53	Weissmehl	0,3
Roquefort	52	Karotten	0,5
Speck	46	Weisser Thon	0,9
Kokosnuss	45	Seeteufel	1,4
Rohschinken	43	Eierteigwaren	1,9

■ 50 g beigefügten Zucker (nicht gleichzusetzen mit den natürlichen Kohlenhydraten, die in den Nahrungsmitteln enthalten sind), was wiederum 10 Prozent von 2000 kcal entspricht.

Im Gegensatz zum GES-Wert, der sich auf 100 kcal bezieht, werden die LIM-Punkte für 100 g eines konsumierten Nahrungsmittels berechnet, das heisst ohne Knochen, Kerne und bei gewissen Trockenprodukten mit der Flüssigkeit, die man hinzufügen muss. Nahrungsmittel mit mehr als 10 LIM-Punkten sind als nicht sehr gesund einzustufen.

Auf einen Blick ablesbar

Für eine bessere Verständlichkeit hat das Forschungsteam von Nicole Darmon die beiden Indexe in einer Grafik zusammengefasst. Die horizontale Achse gibt den LIM-Wert an, die vertikale den GES-Wert. Dadurch können die Nahrungsmittel je nach dem Wert ihrer Nährstoffe platziert werden. Es lassen sich folglich vier grosse

Nahrungsmittelkategorien unterscheiden, die jeweils in einem der vier Quadranten zusammengefasst sind:
■ Quadrant 1 (dunkelgrün): hoher GES, tiefer LIM
■ Quadrant 2 (hellgrün): schwacher GES, tiefer LIM
■ Quadrant 3 (orange): hoher GES, hoher LIM
■ Quadrant 4 (rosa): schwacher GES, hoher LIM

Diese Einteilung ist bestechend einfach. Sie überzeugte die französische Agentur für Lebensmittel- und Verbrauchersicherheit (AFSSA) dermassen, dass sie vorschlug, künftig eine vereinfachte Version einzusetzen, wenn es um das Anpreisen bestimmter Qualitäten durch europäische Nahrungsmittelhersteller geht.

In der Tabelle rechts wurden rund hundert Nahrungsmittel auf diese Weise in die vier Quadranten eingeteilt:
■ **Quadrant 1:** Wie sich auf den ersten Blick zeigt, nehmen Früchte, Gemüse und Fisch am meisten Platz ein. Der wahre Champion mit 194 GES-Punkten ist jedoch ein Stück Fleisch: die Kalbsleber. Das beste Verhältnis zwischen dem GES-Wert und LIM weist hingegen Nüsslisalat (auch als Feldsalat oder Rapunzelsalat bekannt) auf. Er kommt auf 64 GES-Punkte und nur 0,1 LIM-Punkte.

Alle Nahrungsmittel in Quadrant 1 sind gut für die Gesundheit und dürfen oft konsumiert werden.
■ **Quadrant 2:** Die sogenannten «Grundnahrungsmittel» fallen oft in diesen Quadranten und zeich-

Platzierung einzelner Lebensmittel

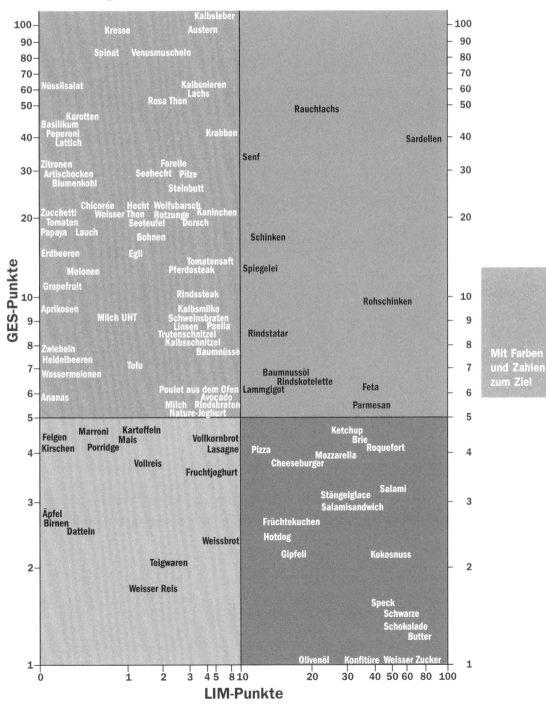

GES-Punkte (y-axis)

LIM-Punkte (x-axis)

Kalbsleber
Kresse
Austern
Spinat Venusmuscheln
Nüsslisalat
Kalbsnieren
Lachs
Rosa Thon
Rauchlachs
Karotten
Basilikum
Peperoni
Lattich
Krabben
Sardellen
Zitronen
Artischocken
Blumenkohl
Forelle
Seehecht Pilze
Senf
Steinbutt
Chicorée Hecht Wolfsbarsch
Zucchetti Weisser Thon Rotzunge Kaninchen
Tomaten
Papaya Lauch
Seeteufel Dorsch
Bohnen
Schinken
Erdbeeren
Egli
Tomatensaft
Melonen
Pferdesteak
Spiegelei
Grapefruit
Rindssteak
Aprikosen
Kalbsmilke
Rohschinken
Milch UHT
Schweinsbraten
Linsen Paella
Trutenschnitzel
Rindstatar
Kalbsschnitzel
Zwiebeln
Baumnüsse
Heidelbeeren
Tofu
Wassermelonen
Baumnussöl
Rindskotelette
Poulet aus dem Ofen Lammgigot
Feta
Ananas
Avocado
Milch Rindsbraten
Parmesan
Nature-Joghurt

Feigen Marroni Kartoffeln
Mais
Ketchup
Brie
Roquefort
Kirschen Porridge
Vollkornbrot
Lasagne
Pizza
Mozzarella
Vollreis
Cheeseburger
Fruchtjoghurt
Stängelglace Salami
Salamisandwich
Äpfel
Birnen
Früchtekuchen
Datteln
Weissbrot
Hotdog
Gipfeli
Kokosnuss
Teigwaren
Weisser Reis
Speck
Schwarze
Schokolade
Butter
Olivenöl Konfitüre Weisser Zucker

4
**Mit Farben
und Zahlen
zum Ziel**

nen sich durch ihren tiefen LIM-Wert aus: Kartoffeln, Teigwaren, Reis oder Brot. Sie können folglich regelmässig gegessen werden, sofern sie mit Nahrungsmitteln kombiniert werden, die viele GES-Punkte aufweisen. Das ist in den üblichen Menüs oft der Fall.

■ **Quadrant 3:** Diese Kategorie ist der – bei weitem – kleinste der vier Quadranten. Er enthält Nahrungsmittel, die zwar aus nährstofftechnischer Sicht interessant sind, deren Konsum man aber aufgrund des hohen LIM-Werts einschränken sollte. Allzu schwierig ist das wohl nicht, wenn man berücksichtigt, was in diese Kategorie fällt: Speck, Sardellen, Rauchlachs und ähnliche Nahrungsmittel, von de-

nen man nur selten übermässig viel verspeist.

■ **Quadrant 4:** Diese Kategorie enthält Produkte, die viel Fett, Salz oder beigefügten Zucker enthalten und deshalb nur mit Mass genossen werden sollten: Pizza, Wurst, Salami, Gipfeli, Schokolade oder Konfitüre. Das Schlusslicht bildet die gesalzene Butter mit einem Rekord-LIM von 90,8 und lediglich 1,21 GES-Punkten – einmal abgesehen von jodiertem Kochsalz mit 548 LIM-Punkten und keinem einzigen GES-Punkt.

Die Werte verschiedener Nahrungsmittel sind ab Seite 60 in Tabellen detailliert aufgeführt, geordnet nach den Gruppen Gemüse, Früchte, stärkehaltige Lebensmit-

Abgespeckte Version des Gesundheitsindex

Der GES-Wert setzt sich zwar aus 23 Nährstoffen zusammen. Doch es ist oft schwierig, an dermassen detaillierte Informationen zu gelangen. Sogar in offiziellen Tabellen wie jenen des Bundesamts für Gesundheit (BAG), die von der ETH Zürich entwickelt worden sind, können bei einem Nahrungsmittel nur selten sämtliche 23 Nährstoffe gefunden werden.

Deshalb hat die französische Gesundheitsagentur AFSSA eine vereinfachte Version des Index berechnet, die für künftige europäische Vorschriften ausreichen würde.

Da nicht zu allen Nahrungsmitteln die nötigen Angaben verfügbar sind, haben wir für diesen Ratgeber die Berechnungsformel proportional angepasst. Um möglichst zuverlässige An-

gaben zu erhalten, sind nur solche Nahrungsmittel berücksichtigt, bei denen mindestens fünf der sechs Nährstoffe bekannt sind, auf die sich die AFSSA stützt, nämlich: Eiweiss, Ballaststoffe, Kalzium, Eisen, Vitamin A und Vitamin D.

Zu finden sind die Details für jedes Nahrungsmittel in der Pan-Metron-Datenbank. Sie ist online zugänglich: www.gesundheitstipp.ch/service/panmetron

Bei den meisten in diesem Buch aufgeführten Nahrungsmitteln wurden die GES-Punkte jeweils für die maximale Anzahl von 23 Nährstoffen berechnet. Und bei den in der Schweiz gebräuchlichen Produkten haben wir stets mindestens 15 Nährstoffe miteinbezogen.

tel, Eier, Fleisch, Fisch, Meeresfrüchte, Milchprodukte, Öl, Fett, gezuckerte Produkte. All diese Nahrungsmittel sind in alphabetischer Reihenfolge ab Seite 139 auffindbar. Eine mit mehr als 1400 Nahrungsmitteln noch umfassendere Liste ist zudem auf www.gesundheitstipp.ch/service/panmetron zu finden.

Die Energiedichte

Ein traditioneller, ebenfalls wichtiger Wert zur Messung der Stärken und Schwächen eines Lebensmittels ist die Energiemenge. Sie bezieht sich auf eine konsumierte Gewichtseinheit. Betrachtet man die Nährwerttabelle auf einer Verpackung, ist der Energiegehalt meist als erste Information angegeben, in der Regel in kcal pro 100 g. In der untenstehenden Tabelle finden sich einige Beispiele für den Energiegehalt.

Zahlreiche Abmagerungskuren stützen sich übermässig auf die Energiedichte. Kalorienarme Diäten zeichnen sich dadurch aus, dass sie die täglich zulässige Kalorienmenge stark einschränken. Oft verbieten sie einfach die kalorienreichsten Nahrungsmittel. Das

Energiedichte ausgewählter Nahrungsmittel

	kcal pro 100 g		kcal pro 100 g
Wasser	0	Lammgigot	173
Rhabarber	7	Lachs	180
Tomaten	19	Bündnerfleisch	201
Nüsslisalat	20	Rindsentrecote	203
Karotten	26	Halbweissbrot	229
Melonen	37	Schweinskotelett	247
Äpfel	51	Fondue	259
Joghurtsauce	58	Cervelat	259
Vollmilch UHT	67	Pommes frites	270
Linsensuppe	67	Vanilleglace	284
Nature-Joghurt	71	Vollrahm	334
Kartoffeln	76	Gipfeli	355
Seeteufel	78	Raclette	359
Jakobsmuscheln	87	Margarine, fettarm	378
Halbfettquark	104	Greyerzer Käse	400
Gekochter Schinken (Schwein)	113	Salami	459
Weisser Reis, gekocht	116	Haselnussguetzli	465
Eierteigwaren	121	Senfsauce	540
Forelle	125	Milchschokolade	540
Avocados	145	Erdnüsse	590
Eier, ganz	146	Speck	670
Trutenschnitzel	148	Kochbutter	745
Kalbsfilet	160	Aioli-Sauce	810
Poulet aus dem Ofen	161	Olivenöl	899

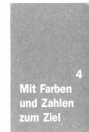

ist einigermassen logisch, sofern zugleich ein gewisses Ernährungsgleichgewicht respektiert wird, was oft nicht der Fall ist. Dennoch ist dieser Ansatz meistens zum Scheitern verurteilt. Die Gründe dafür werden in Kapitel 1 ausführlich erläutert.

Der Blick auf den Energiegehalt zeigt, dass Lebensmittel mit einem guten Verhältnis von GES- und LIM-Punkten – Früchte, Gemüse, Fisch – oft auch wenig Kalorien enthalten. Dennoch sollte man die Werte unterscheiden. Ein hoher Energiewert alleine sagt nicht alles aus. Denn bei der Energiedichte erhält man den Wert für 100 g eines verzehrten Nahrungsmittels. Das heisst: Wer gesund essen will und zwei Nature-Joghurts mit je 180 g verspeist, kommt auf 256 kcal. Obwohl die Joghurts ungezuckert sind, entspricht das ungefähr dem Energiewert einer Portion Pommes frites. Umgekehrt weisen fast alle Öle eine sehr hohe Energiedichte von 900 kcal pro Deziliter auf. Doch meist reicht bereits ein Esslöffel (7,5 g) davon, im Endeffekt nimmt man also nur 45 kcal zu sich.

Das Team von Nicole Darmon hat die Energiedichte nicht in die Berechnung von GES und LIM integriert. Dennoch betonen die Forscher, dass es sich um eine wesentliche Information handelt, die bei der qualitativen Bewertung eines Nahrungsmittels berücksichtigt werden sollte, gerade wenn man sein Gewicht in den Griff kriegen will. Deshalb wurde die Energiedichte ins Pan-Metron-System integriert. Dadurch kann die Einteilung gewisser Nahrungsmittel korrigiert werden, die zwar nährstofftechnisch interessant, aber sehr energiereich sind. Ein Beispiel dafür sind Baumnüsse. Sie weisen ein gutes GES-LIM-Verhältnis auf (7,62/7,9) und sind deshalb in Quadrant 1 angesiedelt (siehe Seite 53), zugleich enthalten sie jedoch 675 kcal pro 100 g.

Der Sättigungsindex

Für die Ernährung sind die Ballaststoffe wichtig. Sie sind gesund und aktivieren auch Sattheitsgefühle. Ein Team um die Ernährungswissenschafterin Susanna

Sättigungsindex

Kartoffeln, gekocht	323
Fisch	225
Porridge	209
Orangen	202
Äpfel	197
Rindssteak	176
Trauben	162
Körnerbrot	154
Eier	150
Weisser Reis	138
Linsen	133
Crackers	127
Weisse Teigwaren	119
Bananen	118
Pommes frites	116
Weissbrot	100
Müesli	100
Glace	96
Chips	91
Joghurt	88
Schokoriegel Mars	70
Berliner	68
Gipfeli	47

Quelle: A satiety index of common foods, SHA Holt, European Journal of Clinical Nutrition, 1995

Holt von der australischen Universität Sydney hat im Jahr 1995 das Prinzip eines Sättigungsindex entworfen, der es möglich macht, diesen Effekt zu messen. Die Teilnehmer ihrer Studie assen Portionen mit identischen Kalorienmengen (240 kcal), die aber aus 38 verschiedenen Lebensmitteln zusammengesetzt waren. In der Folge erfassten die Forscher, was die Versuchspersonen anschliessend assen, sobald sie ihre Nahrung wieder frei wählen durften.

Einigermassen willkürlich setzten die Forscher als Basis für den Index den Wert von Weissbrot mit 100 fest. Nahrungsmittel mit einem höheren Indexwert haben folglich einen besseren Sättigungseffekt als Weissbrot, solche mit tieferem Wert einen schlechteren (siehe Tabelle links).

Die Studie zeigt, dass eiweissreiche Speisen im Gegensatz zu den fetthaltigen einen überragenden Sättigungseffekt haben. Die genauen körperlichen Vorgänge, die für diesen Umstand verantwortlich sind, wurden 15 Jahre später vom französischen Team von Gilles Mithieux (siehe Seite 23) erklärt. Mithieux stellte auch einen bemerkenswerten Effekt von Ballaststoffen fest. Das ist umso interessanter, als Nahrungsmittel mit einem hohen Ballaststoffanteil sehr energiearm sind.

Aufbauend auf diese Studie hat die amerikanische Gesellschaft Nutritiondata einen mathematischen Index entwickelt, den Fullness factor (wörtlich «Vollheits-

index»). Er wird für gewisse Diäten genutzt, aber auch von Ernährungswissenschaftern verwendet. Die Formel bezieht die Menge von Eiweiss, Fett, Ballaststoffen und die Energiedichte (Kalorien) mit ein. Das Resultat kann zwischen 0 (sehr beschränkter Sattheitseffekt) und 5 (maximaler Effekt) liegen. Als Bezugspunkt zur Ausgangsstudie wurde Weissbrot bei einem Index von 1,8 festgelegt.

Beim Pan-Metron-System bleibt dieser Index – nach eingehender Prüfung – unberücksichtigt. Denn es zeigte sich, dass die Farbzuordnung bei den über 1400 Nahrungsmitteln in der Pan-Metron-Datenbank nur bei wenigen Produkten und nur in geringem Ausmass verändert worden wäre. Dies ist relativ logisch, da einerseits Eiweiss und Ballaststoffe bei den GES-Punkten und andererseits die Kalorienmenge und indirekt auch die Fette in der Energiedichte miteinberechnet werden.

Das Pan-Metron-System

Die Pan-Metron-Methode ist in erster Linie auf den GES-Punkten und LIM-Punkten aufgebaut. Sie werden aber zusätzlich mit der Energiedichte jedes einzelnen Lebensmittels gewichtet. Die Einteilung in vier grosse Kategorien (Quadranten) blieb beibehalten. Dazu einige Beispiele:

▪ Die **Tomate** weist roh einen guten GES-Werte (20,5) und einen beachtlichen LIM-Wert (0,2) auf. Folglich fällt sie in den ersten Quadranten (hoher GES, tiefer LIM). Zudem ist ihre Energiedichte sehr tief (19 kcal pro 100 g), da sie sehr viel Wasser enthält. Da sie in Quadrant 1 platziert ist, wird die Tomate mit der Pan-Metron-Farbe Dunkelgrün markiert. Das heisst: Man kann oft und ohne auf die

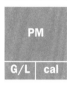

Menge zu achten davon essen – was freilich nicht heisst, dass man sich damit vollstopfen soll, bis es nicht mehr geht! Die Abkürzungen stehen für Pan Metron (PM), GES-Punkte und LIM-Punkte (G/L) und Energiedichte in kcal (cal). Das Gleiche gilt für fast ein Drittel der über 1400 Nahrungsmittel, die in unserer Datenbank enthalten sind (siehe auch S. 89).

■ Beim **Lachs** ist das Bild ähnlich gut (ein ausgezeichneter GES-Wert von 51 und nur 3,5 LIM-Punkten). Nährstofftechnisch gesehen verdient er ebenfalls einen Platz in Quadrant 1. Seine Energiedichte ist hingegen höher (180 kcal pro

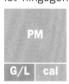

100 g). Seine PM-Farbe ist deshalb Hellgrün: Man kann das Nahrungsmittel ohne Einschränkungen geniessen, wenn man ausschliesslich die gesundheitlichen Aspekte berücksichtigt. Wer aber zugleich sein Gewicht in den Griff bekommen möchte, sollte nicht vergessen, dass die Energiedichte von Lachs eher ungünstig ist. Deshalb erhält er die Farbe Hellgrün, doch mit einem dunkelgrünen Verweis (platziert im G/L-Feld links unten) auf seine gesundheitlichen Vorzüge.

■ **Mandeln** gehören zu den komplizierteren Fällen, die allerdings nicht allzu häufig sind. Sind sie nicht gesalzen, haben Mandeln einen passablen GES-Wert von 5,2 sowie einen akzeptablen LIM-Wert von 7,9. Allerdings sind Mandeln mit 674 kcal pro 100 g eine

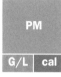

wahre Kalorienbombe. Auch wenn sie aufgrund ihrer Nährwerte in Quadrant 1 platziert sind, ist ihre PM-Farbe deshalb Orange. Verzehr mit Mass ist angesagt, wenn man das Gewicht halten oder gar verringern möchte.

■ **Salzkartoffeln** haben zwar einen tiefen GES-Wert (4,3), schneiden aber beim LIM mit 1,4 Punkten gut

ab und fallen deshalb in Quadrant 2. Damit gehören sie zu den empfohlenen Lebensmitteln, obschon in Bezug auf die Gesundheit gewisse Vorbehalte bestehen. Da ihre Energiedichte ausgesprochen tief ist (79 kcal pro 100 g), erhalten sie Hellgrün als PM-Farbe, mit einem Verweis auf ihre ausgezeichnete Kalorien-Bilanz.

■ Weniger vorteilhaft ist es um die **Dörrfeige** bestellt. Sie hat

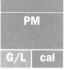

ebenfalls einen tiefen GES-Wert (3,3) und einen sehr tiefen LIM-Wert (0,6), kommt aber auf 251 kcal pro 100 g. Folglich wird sie mit der PM-Farbe Orange gekennzeichnet.

◾ Noch komplizierter sieht es bei **Tarama** aus. Diese griechische Spezialität besteht aus Fischeiern, Rahm, Öl und Zitrone. Man ahnt es: Die Kaloriendichte ist hoch (590 kcal pro 100 g), ebenso der LIM-Wert (27), doch beim GES

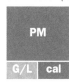

schneidet Tarama gut ab (9). Insgesamt erhält es die PM-Farbe Rosa. Das bedeutet: Nur dann konsumieren, wenn es im Verlauf des Tages oder in den folgenden Tagen als Kompensation «grünere» Lebensmittel gibt.

◾ Bei vollständig rosa markierten Nahrungsmitteln wie dem **Landjäger** ist das Verdikt eindeutig: tiefer GES-Wert (3,6), hoher LIM-Wert (42,8) und hoher Energiegehalt (516 kcal pro 100 g). Folge ist

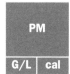

eine Markierung komplett in Rosa. Da man gerne mal auf einer Bergtour oder am Feierabend einen Landjäger verspeist, bedeutet das dennoch kein komplettes Verbot. Es wäre aber nicht ratsam, einen Landjäger nach dem anderen zu verschlingen.

Klarheit auf den ersten Blick
Es ist unschwer zu erkennen, dass das Pan-Metron-System ebenso simpel wie effektiv ist. Die ernährungs- und gesundheitstechnisch besten Nahrungsmittel sind auf den ersten Blick auffindbar, ebenso jene mit einer niedrigen Energiedichte. Kurzum, Pan Metron bietet all das, was die meisten Diäten nicht bieten. Zudem werden keine Nahrungsmittel vom Konsum ausgeschlossen. Wie erwähnt, ist Rosa nicht gleich Rot und bedeutet nicht «verboten». Es handelt sich lediglich um ein Signal. Es weist darauf hin, dass diese Mahlzeit oder die nächste mit Nahrungsmitteln ergänzt werden sollte, die grün markiert sind, um eine Ausgewogenheit herzustellen.

Die Nahrungsmittel in den Tabellen der folgenden Seiten sind nach Farben und Energiedichte geordnet, über das Verzeichnis ab Seite 139 sind sie zudem alphabetisch auffindbar. Eine weitaus umfangreichere Liste mit über 1400 Nahrungsmitteln und Mahlzeiten steht im Internet auf www.gesundheitstipp.ch/service/panmetron oder als Applikation für Smartphones zur Verfügung.

Nahrungsmittel nach Gruppen geordnet

Gemüse
Es gibt praktisch keine Gemüsesorten, die nicht mit der PM-Farbe Dunkelgrün gekennzeichnet sind. Ausnahmen stellen etwa Topinambur oder die Yamswurzel dar. Sie sind hellgrün markiert, da sie mit 4,5 und 4,8 Punkten einen leicht grenzwertigen GES-Wert aufweisen. Alle anderen Gemüse werden ohne Vorbehalte empfohlen. Sie liefern viele wichtige Vitamine und Mineralien, ihre Energiedichte liegt bei weniger als 100 kcal pro 100 g

Fortsetzung auf Seite 62

GESUNDHEITSINDEX GEMÜSE

	Pan Metron	GES	LIM	kcal pro 100 g
Chicorée		22,4	0,6	9
Stangensellerie		34,1	1,6	10
Gurken		14,9	0,1	12
Eierschwämme		103,3	0,2	12
Frische Morcheln		91,1	0,2	12
Eisbergsalat		27,0	0,2	12
Kresse		104,5	0,9	13
Lattich		38,3	0,3	13
Zucchetti		21,5	0,1	13
Radieschen		27,4	0,3	14
Sauerkraut		22,5	5,8	15
Pilze, Konserven		28,9	3,6	15
Weisse Rüben		14,2	0,5	16
Grüne Peperoni		60,8	0,1	16
Fenchel		20,3	0,3	16
Geschälte Tomaten, Konserven		16,3	0,7	17
Spinat, gekocht		77,9	0,8	17
Mangold (Krautstiel)		57,0	0,7	17
Endivie		40,0	0,3	18
Blumenkohl		26,8	0,2	18
Artischockenherzen		26,2	0,8	18
Grüne Bohnen		17,3	1,5	19
Tomaten, roh		20,5	0,2	19
Spargeln		27,9	0,6	20
Nüsslisalat		63,7	0,1	20
Steinpilze		56,2	0,2	20
Broccoli		37,8	0,8	21
Lauch, gekocht		18,8	0,5	21
Weiss- oder Rotkohl		24,9	0,5	23
Rucola		29,5	0,5	25
Karotten		45,7	0,6	26
Rosenkohl		30,8	0,9	26
Rote Peperoni		44,6	0,0	27
Zwiebeln		7,8	0,1	29
Schalotten		10,4	0,1	33
Ratatouille		10,0	1,9	34
Aubergine		7,2	2,3	35
Löwenzahn		52,0	1,2	38
Randen		7,3	0,8	43

GESUNDHEITSINDEX FRÜCHTE

	Pan Metron	GES	LIM	kcal pro 100 g
Rhabarber		39,0	0,0	7
Zitronen		31,1	0,1	15
Wassermelonen		6,7	0,0	30
Brombeeren		16,0	0,0	32
Grapefruits		11,3	0,0	32
Papayas		18,3	0,1	33
Erdbeeren		15,1	0,1	34
Melonen		13,3	0,3	37
Zwetschgen		6,7	0,0	38
Himbeeren		11,7	0,1	38
Orangen		11,9	0,1	40
Schwarze Johannisbeeren		29,6	0,0	42
Pfirsiche		6,7	0,0	43
Aprikosen		9,5	0,0	44
Mandarinen		10,6	0,0	45
Nektarinen		7,3	0,1	45
Ananas, frisch		5,8	0,0	48
Kiwis		12,8	0,1	49
Heidelbeeren		7,2	0,1	49
Mirabellen		5,1	0,0	52
Mangos		14,0	0,1	58
Bananen		5,3	0,2	91
Avocados		5,8	4,5	145
Äpfel		3,6	0,1	51
Birnen		3,7	0,1	53
Blaue Trauben		4,3	0,1	65
Kirschen		4,2	0,1	67
Edelkastanien, Marroni		4,7	0,6	175
Mandeln		5,7	6,4	576
Baumnüsse		7,6	7,9	674
Rosinen		2,6	0,5	278
Haselnüsse		4,8	6,9	646
Mandeln, gesalzen		5,7	12,4	576
Grüne Oliven		3,5	25,4	118
Schwarze Oliven		1,6	52,6	294
Kokosnuss		2,2	45,4	352
Erdnüsse, geröstet, gesalzen		5,0	18,8	597
Pekannüsse		3,7	10,2	739

QUELLE: CIQUAL, INSERM, BAG

4
**Mit Farben
und Zahlen
zum Ziel**

Fortsetzung von Seite 59

und – als Tüpfchen auf dem i: Alle Gemüse enthalten die für die Ernährung wichtigen Ballaststoffe.

Früchte

Früchte enthalten etwas mehr Kalorien als Gemüse, dafür aber auch besonders viel Vitamin A, Vitamin C – vor allem Zitrusfrüchte, Kiwis, Melonen, Erdbeeren – und Vitamin B_9. Die meisten Früchte werden mit der PM-Farbe Dunkelgrün gekennzeichnet. Der GES-Wert ist jedoch nicht bei allen optimal. Vor allem bei Äpfeln und Bir-

nen, aber auch bei Trauben und Kirschen liegt er unter 5. Ihre PM-Farbe ist deshalb trotz ihrer relativ guten Energiedichte – zwischen 50 und 70 kcal pro 100 g – Hellgrün. Überkritisch braucht man deswegen nicht zu sein. Der Konsum von Früchten ist trotzdem höchst empfehlenswert, besonders weil sie viele Phytonährstoffe enthalten, die sich positiv auf die Gesundheit auswirken, aber im GES nicht berücksichtigt sind.

Früchte mit einem sehr schwachen LIM-Wert wie Oliven – grüne und schwarze –, Erdnüsse, Mandeln, Pistazien, Haselnüsse und

GESUNDHEITSINDEX STÄRKEHALTIGE NAHRUNGSMITTEL

	Pan Metron	GES	LIM	kcal pro 100 g
Linsen		8,7	2,9	88
Kichererbsen		6,0	0,9	133
Walliser Roggenbrot		5,4	8,9	207
Polenta		4,4	0,1	62
Kartoffeln, dampfgegart		4,3	1,4	79
Teigwaren, gekocht		2,6	0,2	108
Zuckermaiskolben		4,4	1,0	110
Bratkartoffeln		4,3	4,8	112
Couscous		2,6	1,6	114
Vollkornteigwaren		2,8	1,9	116
Teigwaren		2,0	1,9	116
Vollreis		3,7	1,7	116
Porridge		4,2	0,7	116
Weisser Reis		1,7	1,4	116
Rösti (Fertigprodukt)		4,8	8,7	118
Vollkornbrot		4,4	7,6	229
Halbweissbrot		3,1	7,8	229
Pizzateig, mit pflanzlichem Fett		1,5	7,6	237
Weissbrot		2,6	8,9	255
Tessinerbrot		2,2	9,0	262
Ruchbrot		2,1	7,3	262
Toastbrot		2,3	9,5	269

Kokosnüsse fallen alle in den rosa Bereich. Das liegt vor allem daran, dass sie auch viele Kalorien enthalten, die sehr beliebten Pekannüsse beispielsweise kommen auf 739 kcal pro 100 g.

Stärkehaltige Lebensmittel

Diese Produkte zeichnen sich dadurch aus, dass sie alle pflanzlicher Herkunft sind und sehr viel Stärke enthalten.

■ **Getreide** ist auch sehr reich an Eiweiss. Die Qualität von pflanzlichem Eiweiss ist jedoch, wie ab Seite 110 erläutert, etwas weniger hoch als jene von Protein tieri-

scher Herkunft. Deshalb ist es sinnvoll, Getreide mit Fleisch oder mit Hülsenfrüchten zu kombinieren, wie später detaillierter aufgezeigt wird.

Viele Getreideprodukte werden aus Weizen hergestellt: Mehl, die meisten Gebäcke, aber auch Teigwaren oder Couscous. Andere Getreidesorten erfreuen sich neuerdings jedoch zunehmender Beliebtheit, etwa Bulgur, Hirse, Gerste oder Quinoa.

Auch Reis ist ein – von zwei Hülsen umgebenes – Getreide. Die äussere Hülse, die Spelze, ist nicht essbar. Die innere hingegen

	Pan Metron	GES	LIM	kcal pro 100 g
Laugenbrötli		2,3	9,9	276
Hefeteig, gezuckert		2,4	8,2	294
Vollkornmehl, Weizen		4,5	0,5	324
Weissmehl, Weizen		1,6	0,3	329
Kartoffelstock, trocken, in Flocken		4,3	2,1	338
Haferflocken		4,4	1,7	348
Müesli, ungezuckerte Mischung		3,9	3,0	350
Maizena		0,5	0,1	353
Knäckebrot		2,0	8,4	379
Cornflakes, ungezuckert, angereichert		7,0	17,9	371
Gnocchi		4,0	10,9	141
Schinkengipfeli		3,1	23,5	293
Butterzopf		2,3	14,9	300
Brioches		3,0	24,9	352
Gipfeli		1,6	22,5	355
Kuchenteig, mit pflanzlichem Fett		1,6	15,5	357
Vollkorngipfeli		2,2	24,8	381
Blätterteig, mit pflanzlichem Fett		1,6	17,9	384
Blätterteig, mit Butter		1,0	30,5	391
Zwieback		1,7	16,3	415
Süsser Mürbeteig, mit pflanzlichem Fett		1,4	11,8	431

QUELLE: CIQUAL, INSERM, BAG

Empfindliche Vitamine

Viele Früchte und Gemüsesorten enthalten reichlich Vitamin C, das sehr licht- und hitzeempfindlich ist. Gerade deshalb ist es besonders wichtig, die Nahrungsmittel nicht allzu lange und vor allem an einem kühlen und dunklen Ort aufzubewahren. Zudem sollten Früchte und Gemüse nach Saison gekauft werden (siehe Seite 138), sowohl aus ökologischen, ökonomischen – sie sind dann billiger – als auch aus gesundheitlichen Gründen.

Für die Zubereitung: Früchte und Gemüse nicht allzu lange im Wasser lassen. Am besten reinigt man sie nur kurz unter fliessendem Wasser. Wenn möglich nicht schälen. Eine «nackte» Kartoffel beispielsweise verliert 40 Prozent ihres Gehalts an Vitamin C beim Kochen. Lasst man die Schale dran, beläuft sich der Verlust jedoch nur auf 10 Prozent. Ausserdem ist es ernährungstechnisch besser, wenn man Früchte und Gemüse in grossen Stücken dampfgart, anstatt sie im Schnellkochtopf oder in der Mikrowelle zuzubereiten.

schon, sie wird Silberhäutchen oder Fruchtschale genannt. Ist das Korn noch von der inneren Hülse umgeben, so spricht man von Vollreis oder Naturreis. Er ist zwar weniger reich an Eiweiss oder Nahrungsfasern als Weizen, verfügt aber dennoch über einen sehr guten Wert. Wird Reis hingegen «poliert», verliert er diesen Vorzug. Denn bei der Verarbeitung zu weissem Reis werden die Fruchtschale und der innere Keimling abgelöst und auch Mehlbestandteile ausgewaschen. Zwar sind die Körner in dieser Form leichter verdaulich, dafür gehen Nahrungsfasern und Vitamin B_1 verloren.

■ **Hülsenfrüchte** wie Linsen, Bohnen, Zwergbohnen, Kicher- oder Trockenerbsen, Saubohnen oder Soja enthalten doppelt so viel Eiweiss wie Getreide. Im Gegensatz zu Weizen oder Reis sind sie arm an der Aminosäure Methionin, dafür aber reich an der ebenfalls wertvollen Aminosäure Lysin. Deshalb lohnt es sich, insbesondere für Vegetarier, Hülsenfrüchte mit Getreide zu kombinieren.

Ausserdem ist der Kalzium- und Eisengehalt von Bohnen und Linsen sehr hoch. Problematisch ist einzig, dass ein kleiner Teil der Stärke unverdaut in den Grimmdarm, den mittleren Abschnitt des Dickdarms, gelangt. Deshalb können unangenehme Blähungen entstehen. Eine verlängerte Kochzeit schwächt diesen Effekt aber ab.

■ **Kartoffeln** werden sehr unterschiedlich zubereitet. Dampfgegart oder in Wasser gekocht liegt ihr Kaloriengehalt in vernünftigem Rahmen (rund 80 kcal pro 100 g). Sie enthalten fünf Mal weniger Fett und Eiweiss als Getreide, dafür aber viel Stärke. Ausserdem stellen Kartoffeln eine ausgezeichnete Kalium-, Vitamin-B_1- und Vitamin-B_6-Quelle dar. Ihr Vitamin-C-Gehalt hingegen nimmt von 40 mg zum Zeitpunkt der Ernte schon bald drastisch ab. Nach drei Monaten Lagerung enthalten sie nur noch 10 mg Vitamin C pro 100 g.

Der Kaloriengehalt schiesst hoch, wenn Kartoffeln zu Frites (270 kcal) oder Chips (520 kcal pro 100 g) verarbeitet werden. Das hinzugefügte Salz verschlechtert die Bilanz zusätzlich und wirkt sich negativ auf den LIM-Wert aus. Das Gleiche gilt bei Zubereitungsarten wie Kroketten, da dazu zusätzlich Eier und Butter benötigt werden.

Das Problem der Zubereitung betrifft alle stärkehaltigen Nahrungsmittel. Blätter- oder Mürbeteig weist einen sehr schlechten LIM-Wert auf, in erster Linie aufgrund des hohen Butteranteils, der einhergeht mit vielen gesättigten Fettsäuren. Ähnlich beim Brot: Obschon der durchschnittliche LIM-Wert unter 10 liegt, überschreiten viele Brote diese Grenze locker, da sie übermässig viel Salz enthalten. Das zeigt die Tatsache, dass rund ein Viertel der Natriumzufuhr über Brot erfolgt.

Die Tabelle auf der vorangehenden Doppelseite verdeutlicht, dass solche Klassifizierungen nur bis zu einem gewissen Grad sinnvoll sind. So kommt die Rösti auf einen recht guten GES-Wert von 4,8. Würde man zusätzlich aber auch die Menge Öl oder Bratbutter berücksichtigen, die nötig ist, um die Rösti erst so richtig knusprig werden zu lassen, so würde Rösti zweifelsohne mit der PM-Farbe Orange, wenn nicht sogar Rosa,

abgestraft. Hingegen wird Mehl, insbesondere aufgrund seiner hohen Energiedichte, relativ schlecht eingestuft. Doch es kommt eher selten vor, dass eine Person pro Mahlzeit 100 g Mehl verspeist.

Eier

Das Ei ist für Ernährungswissenschafter eine Referenz, wenn es um Proteine geht. Das Eiweiss (60 Prozent des Eis) und das Eigelb enthalten (auf 100 g) ungefähr 12 g Proteine ausgezeichneter Qualität (mit allen Aminosäuren). Eiweiss enthält weder Fett noch Cholesterin, ganz im Gegensatz zum Eigelb, das ziemlich viel davon enthält. Dafür birgt das Eigelb die Vitamine A und D sowie die meisten der Vitamine B.

Dank seines guten GES-Werts (12,2) und seines einwandfreien LIM (7,8) gibt das ganze Ei einen guten Fleischersatz ab. Die einzigen, welche ihren Konsum einschränken sollten, sind Personen, die auf ihren Cholesterinspiegel achten müssen. Die untenstehende Tabelle verdeutlicht, dass die

GESUNDHEITSINDEX EIER				
	Pan Metron	GES	LIM	kcal pro 100 g
Eiweiss, gekocht		7,3	2,3	44
Ganzes Ei		12,2	7,8	146
Pochiertes Ei		11,4	5,6	138
Weichgekochtes Ei		11,7	6,5	141
Omelett		10,5	9,6	173
Spiegelei		10,1	12,9	185
Eigelb, gekocht		28,4	12,9	339

QUELLE: CIQUAL, INSERM, BAG

PM-Farbe bei Eiern je nach Zubereitungsart variiert.

Fleisch

Ernährungstechnisch gesehen ist das Fleisch ein äusserst wichtiges Nahrungsmittel. Tatsächlich versorgt es uns mit den meisten Proteinen «guter Qualität» – mit Eiweiss also, das pflanzlichem Eiweiss überlegen ist (siehe Seite 111). Zudem enthält Fleisch die meisten Vitamine der B-Gruppe sowie Zink und Eisen. Letzteres wird wiederum besser absorbiert als Eisen pflanzlicher Herkunft. Dennoch kann Fleisch ersetzt werden, zum Beispiel durch Fisch oder stärkehaltige Nahrungsmittel. Bei Veganern ist das jedoch schwieriger.

Man unterscheidet oft zwischen rotem (Rind, Pferd) und weissem Fleisch (Geflügel, Kalb, Schwein,

GESUNDHEITSINDEX FLEISCH

	Pan Metron	GES	LIM	kcal pro 100 g
Rind, Siedfleisch (Lempen)		28,0	2,2	103
Kalbsnuss		15,5	1,5	103
Pouletbrust		11,6	1,6	105
Trutenschnitzel		14,4	1,3	108
Wildschwein		10,5	2,2	110
Lammnierstück		15,6	2,9	112
Hirsch		10,8	3,1	112
Pferdeentrecote		19,7	1,6	118
Kalbsfilet		13,2	3,2	119
Schweinsfilet		13,2	3,9	121
Pferdesteak		13,4	3,3	127
Kaninchen		22,2	4,2	133
Truthahn, aus dem Ofen		8,4	2,2	143
Rindssteak		10,0	3,4	148
Rindsfilet oder Tournedos		10,1	3,5	149
Perlhuhn		6,8	3,9	151
Kalbsschnitzel		8,6	2,8	151
Kalbsleber		193,6	5,1	159
Poulet, aus dem Ofen		6,7	3,7	161
Kalbsnieren		64,8	5,3	165
Rindshackfleisch		13,6	7,2	169
Geflügelleber		102,9	5,1	169
Reh		9,7	3,5	174
Schweinskotelett		9,9	6,3	180
Entenbrust		8,1	5,3	190
Kalbskotelett		6,3	8,2	193

Kaninchen). In beiden Fällen werden jedoch mehr oder weniger faserige Muskeln gegessen, ausser es handelt sich um Innereien wie Leber, Nieren, Herz oder Hirn. Wurstwaren werden aus Fleisch und/oder Innereien hergestellt, oft sind sie sehr salzig und ziemlich fetthaltig.

Die untenstehende Tabelle mit einigen Fleischsorten zeigt klar auf, dass die meisten Innereien einen interessanten GES-Wert und einen höchst zufriedenstellenden LIM vorweisen können. Oft werden sie jedoch eine PM-Farbe heruntergestuft, da ihre Energiedichte sehr hoch ist. Ein weiteres Manko ist der hohe Cholesterinwert.

Ernährungstechnisch gut platziert sind auch Wild und Pferde fleisch. Darauf folgen erstklassige Stücke vom Rind und vom Kalb sowie Geflügelfleisch. Fetthaltigere

	Pan Metron	GES	LIM	kcal pro 100 g
Rindsentrecote		7,2	8,2	203
Schweinsbraten		5,7	9,1	243
Gekochter Schinken		11,1	17,9	113
Bündnerfleisch		11,6	24,5	132
Rippli		9,0	38,7	155
Rollschinken		11,0	18,4	161
Rindstatar		8,4	14,6	189
Rohschinken		9,6	43,1	191
Geflügelleberpastete		19,5	11,4	201
Berner Wurst		5,2	22,3	221
Lammgigot		6,1	10,5	226
Lammkoteletts, grilliert		5,3	13,0	234
Wildpastete		9,4	23,0	262
Gans, aus dem Ofen		5,3	12,7	274
Kaninchenpastete		15,7	14,6	274
Bauernpastete		17,9	26,5	328
Mettwurst		13,8	40,4	433
Cervelat		3,7	24,9	259
Wienerli		3,8	24,8	260
Schüblig		4,0	24,5	260
Merguez		3,5	28,9	300
Brät		3,2	25,6	324
Kochspeck, geräuchert		4,6	16,2	340
Chorizo		3,8	58,8	454
Salami		3,3	49,7	459
Landjäger		3,6	42,8	516

QUELLE: CIQUAL, INSERM, BAG

Fleischsorten (Lamm, Hacksteak, Schweins- oder Lammkotelett) haben viele LIM-Punkte, was – wiederum – nicht bedeuten soll, dass man sie überhaupt nicht essen soll! Die Wurstwaren hingegen werden vor allem aufgrund ihres hohen LIM sowie ihrer hohen Energiedichte auf die hinteren Plätze verwiesen.

Fisch und Meeresfrüchte

Ernährungstechnisch sind Fische ein wahrer Segen. Sie liefern erstklassige Proteine und – mengenmässig begrenzt – Fett von hoher Qualität. Diese Fette enthalten wenig gesättigte Fettsäuren (GFS) und, je nach Fischart, viel mehrfach ungesättigte DHA-Fettsäure, die zur Omega-3-Gruppe gehört (siehe Seite 116). Zudem ist ihr Cholesterinwert sehr tief, ausser bei Rogen.

Wissenschafter teilen Fische oft aufgrund ihres Fettgehalts ein. Anders als beim Fleisch steigert der Fettgehalt beim Fisch den GES-Wert. Und da Fische nur wenig gesättigte Fettsäuren enthalten, bleibt auch der LIM niedrig.

■ **Magere Fische** enthalten zwischen 0,5 und 4 g Fett pro 100 g. Dazu gehören: Seeteufel, Heringskönig, Kabeljau, Barsch, Kliesche (Rotzunge), Rotbarbe (Meerbarbe), Rochen, Scholle, Schellfisch, Seehecht, Seezunge, Steinbutt, Forelle, Hecht, Goldbrasse (Dorade), weisser Thunfisch.

■ **Halbfette Fische** (4 bis 10 g Fett pro 100 g): Heilbutt, Meeräsche, Ostsee-Hering, Sardine, Schwertfisch, Karpfen, Lachsforelle.

■ **Fette Fische** (mehr als 10 g Fett pro 100 g): Aal, Atlantik-Hering, Lachs, Makrele, roter Thunfisch, Wels.

Doch aufgepasst: Fische absorbieren das Fett, das man zum Kochen benutzt, stärker als Fleisch. Deshalb verringert sich der ernährungstechnische Vorteil durch Frittieren oder Anbraten mit viel Öl oder Butter rasch oder wird gar zunichte gemacht. Deshalb empfehlen sich Zubereitungsarten wie Dampfgaren, Pochieren in Bouillon oder Backen im Ofen.

■ Zu den **Meeresfrüchten** zählen Weichtiere wie Austern, Jakobsmuscheln, Venusmuscheln, Strandschnecken und Krustentiere wie Krabben, Krevetten, Langusten oder Hummer. Obwohl der Oberbegriff etwas anderes suggeriert, stammen manche Meeresfrüchte aus Süsswasser, nämlich die Flusskrebse.

Meeresfrüchte haben wie Fisch den Vorzug, gute Proteine und wenig Fett zu enthalten. Zusätzlich liefern sie Vitamine der B-Gruppe sowie die meisten Mineralien, die im GES-Wert erfasst werden.

■ Die **Konserven** schliesslich umfassen geräucherte, gesalzene, in Öl oder Essig konservierte Fische, Rogen, verarbeitete Produkte wie Surimi oder Tarama und alle übrigen Fisch- und Krustentierkonserven. Obwohl die Ernährungswissenschafter Nicole und Michel Darmon sie als «Meeres-Wurstwaren» bezeichnen, gibt es keinen Grund, diese Nahrungsmittel mit Verachtung zu strafen. So sind Ölsardinen eine unschlagbare

	Pan Metron	GES	LIM	kcal pro 100 g
Seezunge, im Ofen zubereitet		27,9	1,4	70
Rochen		32,7	2,1	73
Schellfisch		25,1	1,8	77
Seeteufel		26,6	1,6	78
Seehecht		22,9	2,2	78
Calamares, Tintenfisch		32,9	2,8	89
Kliesche		20,8	1,9	91
Wittling		20,5	1,6	92
Scholle, Goldbutt		22,0	2,2	94
Hecht		24,0	1,1	94
Steinbutt		25,2	2,6	95
Egli		15,1	1,4	95
Kabeljau, im Ofen zubereitet		19,1	3,3	97
Weisser Thunfisch		21,0	0,8	108
Rotbarbe		44,7	2,7	110
Wolfsbarsch		24,8	1,9	111
Heilbutt		32,4	2,1	111
Dorade		24,2	3,0	124
Forelle		30,3	2,2	125
Lachs, gekocht		51,0	3,7	180
Karpfen		15,4	2,6	136
Schwertfisch		32,4	3,7	155
Sardinen, frisch		44,6	5,5	163
Roter Thunfisch, gekocht		52,6	3,1	176
Makrele		45,7	7,3	184
Hering, frittiert		49,1	3,4	184
Lachs-Carpaccio		42,8	4,1	192
Panierter Fisch, frittiert		10,7	7,8	199
Hering		40,8	8,3	203
Seehasenrogen		62,5	17,1	144
Sardellen in Öl		37,1	81,3	160
Forelle, geräuchert		37,6	21,8	171
Lachs, geräuchert		49,7	20,7	184
Ölsardinen		29,8	11,0	215
Rollmops		20,5	15,8	238
Kaviar		46,2	30,0	253

QUELLE: CIQUAL, INSERM, BAG

4
Mit Farben und Zahlen zum Ziel

	Pan Metron	GES	LIM	kcal pro 100 g
Nordseegarnelen		11,1	2,8	56
Venusmuscheln		156,9	1,1	59
Austern		105,7	4,5	68
Flusskrebse		25,9	2,7	73
Jakobsmuscheln		22,4	2,6	87
Langusten		25,3	3,1	91
Hummer		25,6	3,1	94
Krabben		42,4	5,8	98
Krevetten (Gambas)		19,2	3,8	101
Meeresfrüchtemischung		34,9	4,4	102
Miesmuscheln		44,5	6,5	117
Strandschnecken		42,8	7,5	135
Surimi		17,9	10,2	84

QUELLE: CIQUAL, INSERM, BAG

Kalziumquelle (400 mg pro 100 g), da man sie mitsamt den äusserst feinen Gräten verspeist. Zum Vergleich: Milch enthält viel weniger Kalzium (125 mg pro 100 g), obschon sie beim Kalzium als Referenz gilt.

Alle Fische und Meeresfrüchte weisen die PM-Farbe Grün (Dunkelgrün oder Hellgrün) auf, abgesehen vom Rogen, den Sardellen und behandelten Produkten. Allerdings sollte man nicht vergessen, dass die Köstlichkeiten des Meeres meistens in Kombination mit Saucen aufgetischt werden, die oft vor Fett (Butter oder Rahm) nur so strotzen.

Milchprodukte

Neben Milch in allen Formen sowie Joghurt und Käse zählen auch Rahm und Butter zu dieser Kategorie, obschon die beiden letzteren für zahlreiche Ernährungsberater eher zu den Fetten gehören. Das ist nicht ganz falsch, denn Rahm und Butter haben die wichtigsten Vorzüge der Milchprodukte verloren: das Eiweiss hoher Qualität mit allen essenziellen Aminosäuren und das Kalzium. Übrig bleiben nur Wasser und Fett. Dieses Fett setzt sich vorwiegend aus gesättigten Fettsäuren (GFS) zusammen, die zu den disqualifizierenden Nährstoffen des LIM-Werts gehören.

Foglich sind Milchprodukte ernährungstechnisch umso interessanter, je stärker sie entrahmt werden, das heisst, je weniger Fett sie enthalten. Die Reduktion des Fettgehalts hat nämlich keinen Einfluss auf den Kalziumgehalt.

■ Während der Fettgehalt, der auf den Verpackungen von **Milch** oder auch Joghurt angegeben wird, in Prozent des Gewichts im flüssigen Zustand berechnet wird, bezieht sich die Angabe auf den Käseverpackungen auf 100 g Trockenmasse (daher auch die Bezeichnung «45 % Fett i. T.» für Fettgehalt in der Trockenmasse).

Nur rohe Milch ist gänzlich unbehandelt. Um die Mikroben abzutöten, muss sie vor dem Konsum aufgekocht und anschliessend rasch aufgebraucht werden, auch wenn man sie an einem kühlen Ort aufbewahrt. Rohe Milch kann in der Schweiz, in Frankreich und Deutschland noch immer verkauft werden, was in vielen anderen europäischen Ländern verboten ist. Milch enthält zwar viel Kalzium (125 mg pro 100 g), aber nur wenig mehr als Spinat (110 mg) und viel weniger als Ölsardinen (400 mg).

Öfter als Rohmilch wird jedoch pasteurisierte Milch verkauft, die während 15 Sekunden auf 72 Grad Celsius erhitzt und danach rasch auf 4 Grad abgekühlt worden ist. Dabei werden alle krankheitserregenden Keime zerstört, ohne dass sich der Nährwert verändert.

Angeboten wird auch sogenannte UHT-Milch. Sie ist bei Ultrahochtemperatur sterilisiert, das heisst während zwei Sekunden mit Wasserdampf auf 155 Grad Celsius erhitzt und danach in undurchsichtige Tetrapaks oder Flaschen verpackt worden. UHT-Milch kann mehrere Monate bei Raumtemperatur aufbewahrt werden, doch ihr Geschmack verändert sich durch das Verfahren stark.

Sowohl Past- als auch UHT-Milch sind auch teilweise oder völlig entrahmt erhältlich. Übrig bleiben 2,8 beziehungsweise 0,1 Prozent Fett. Vollmilch hingegen enthält 3,9 Prozent Fett. Verkauft werden zudem verschiedene mit Vitaminen, Kalzium oder essenziellen Fettsäuren angereicherte Produkte. Es gibt überdies laktosearme oder laktosefreie Milch.

Alle Milchsorten haben 5 oder mehr GES-Punkte. Beim LIM-Wert sind es die fettärmsten Varianten, die auf eine vorteilhafte, niedrige Punktzahl kommen. Ein Milchshake hingegen schneidet mit 12,2 LIM-Punken vergleichsweise schlecht ab.

■ **Joghurt** wird durch Milchsäuregärung mit Hilfe verschiedener Bakterien wie Streptokokkus, Lactobacillus oder Bifidobacterium hergestellt. In der Regel wird Joghurt mit Milchpulver angereichert und anschliessend während mehr als 3 Stunden auf 45 Grad erhitzt. Die Gärung führt schliesslich zur Säuerung der Milch und bringt sie zum Gerinnen.

Der Kalziumgehalt von Joghurt entspricht ungefähr jenem der Milch. Jedoch ist Joghurt besser verträglich für Personen, die sensibel auf Laktose reagieren, da die Laktose bei der Herstellung teilweise abgebaut wird.

Joghurt aus Vollmilch kommt auf 3,5 Prozent Fettgehalt, bei teilentrahmter Milch sind es 2 Prozent und bei ganz entrahmter Milch 0 Prozent. Anderseits ist auch Joghurt mit 10 Prozent Fettgehalt im Verkauf, dafür wird Milch verwendet, die mit Rahm angereichert wurde. Oft sind die Joghurts viel zu stark gezuckert. Bei Schoggi- oder

GESUNDHEITSINDEX MILCHPRODUKTE

	Pan Metron	GES	LIM	kcal pro 100 g
Buttermilch		11,1	1,3	33
Teilentrahmte Milch, UHT		9,3	0,5	33
Nature-Joghurt, 0 % Fett		8,3	0,8	39
Soja-Joghurt		8,2	3,3	45
Nature-Joghurt		7,3	1,9	46
Frucht-Joghurt, 0 % Fett		8,5	2,8	47
Blanc Battu		7,9	0,6	53
Vollmilch, pasteurisiert		5,1	4,2	68
Nature-Joghurt, Vollmilch		5,1	4,4	69
Vollmilch, UHT		5,1	4,	69
Sauermilch Bifidus, nature		7,3	3,9	70
Kondensmilch, ungezuckert		5,8	8,2	132
Sauermilch mit Rahm		3,3	11,6	140
Nature-Joghurt, gezuckert		4,0	7,7	78
Joghurt-Drink, mit Aroma		3,6	8,8	81
Joghurt mit Früchten		3,6	9,0	87
Joghurt mit Aroma		4,0	9,0	90
Vollmilch-Joghurt, gezuckert		3,3	9,9	98
Mocca-Joghurt		4,5	22,2	99
Haselnuss-Joghurt		4,4	19,6	117
Schokolade-Joghurt		4,0	23,3	117
Petit Suisse, 40 % Fett, nature		4,5	10,0	142
Kaffeerahm		3,6	14,6	161
Saurer Halbrahm		3,7	15,6	174
Halbrahm, UHT		2,8	23,2	251
Schlagrahm		1,4	33,4	306
Vollrahm, UHT		2,4	31,6	334
Kondensmilch, gezuckert		2,7	10,7	339
Doppelrahm		3,8	41,4	365
Butter, fettarm		2,1	43,2	401
Vollmilchpulver		6,3	28,8	477
Kochbutter		0,4	74,3	746
Butter, gesalzen		1,2	90,8	747

QUELLE: CIQUAL, INSERM, BAG

Caramel-Joghurt wird auch Fett hinzugefügt.

▪ **Butter** ist eine Emulsion – also ein Gemisch aus Fett und einer Flüssigkeit –, die zuerst gegart und danach zu Butter geschlagen wird. Sie enthält einige interessante Nährstoffe (nämlich die Vitamine A und D). Deren Menge ist jedoch zu gering, um die massive Konzentration an gesättigten Fettsäuren (GFS) auszugleichen. Fettarme Butter schwächt dieses Problem etwas ab. Sie enthält 40 g Fett pro 100 g, also nur etwa die Hälfte von gewöhnlicher Butter (82,5 g).

▪ Ernährungstechnisch ist auch **Rahm** nicht viel wert, er entspricht auf einen Drittel verdünnter Butter. Frischer Vollrahm enthält ungefähr 35 Prozent Fett, Halbrahm 25 Prozent und Kaffeerahm – den man weder schlagen noch aufkochen kann – 15 Prozent.

Doppelrahm aus Greyerz hingegen erreicht bis zu 45 Prozent Fett und kommt auf 440 kcal pro 100 g. Wer nach einem leckeren Fondue moitié-moitié eine hausgemachte Meringue mit einem Löffel Doppelrahm obendrauf serviert, hängt das natürlich nicht an die grosse Glocke.

▪ Nichts ist trügerischer als die Angaben zum Fettgehalt von **Käse.** Das Problem ist seit langem bekannt, offensichtlich scheint eine Lösung aber niemandem besonders dringlich. Die Fett-Angaben beziehen sich jeweils auf 100 g Trockenmasse («i. Tr.» oder «i. T.»).

Bei einem «Frischkäse, 60 Prozent Fett i. T.», kann der Wasseranteil rund 70 Prozent des tatsächli-

Soja-Joghurt

Joghurt aus fermentiertem Soja-Saft enthält dreimal weniger Kalzium als Joghurt aus Kuhmilch. Dafür enthält die Soja-Variante qualitativ bessere Fettsäuren. Schwangeren sowie Kindern unter drei Jahren wird vom Konsum von Soja-Joghurt abgeraten.

chen Gewichts ausmachen. Das heisst, dieser Käse kommt auf einen Fettgehalt von 30 x 60 Prozent = 18 g (für eine Portion von 100 g). Anders beim Greyerzer, der scheinbar «nur» einen Fettgehalt von «45 Prozent i. T.» hat. Dieser Hartkäse enthält nur rund 30 Prozent Wasser. Ein 100-g-Stück enthält in Tat und Wahrheit also 70 x 45 Prozent = 32 g Fett.

Diese Verwirrung ist ärgerlich, zumal Käse ernährungstechnisch in verschiedener Hinsicht sehr interessant ist (Kalzium, gute Proteine, Vitamine A, B und D). Gleichzeitig haben die verschiedenen Käsesorten jedoch den Nachteil, dass sie übermässig viele gesättigte Fettsäuren enthalten. Eine Portion Fondue beispielsweise entspricht ungefähr 12 Kaffeelöffeln Öl! Zudem wird Käse aus Geschmacks- und Haltbarkeitsgründen oft reichlich Salz beigefügt.

Doch es soll einmal mehr betont werden, dass es keinen Grund gibt, sich jeglichen Käse vorzuenthalten, solange er in vernünftigen Mengen gegessen und geschickt kombiniert wird. Etwa indem man Käseplatten zusammenstellt, die viele Frischkäse mit deutlich weniger Kalorien und Salz als Hartkäse enthalten. Ein Blick auf die Farben in der Tabelle rechts zeigt den Unterschied.

Beigefügte Fette

Zwei Drittel des konsumierten Fetts sind versteckt, zum Beispiel in Wurstwaren, Käse, Apérogebäck oder Desserts. Der Rest, ungefähr 40 Prozent, setzt sich aus Fetten zusammen, die zum Würzen oder bei der Zubereitung verwendet werden. Darunter fällt auch Margarine, die oft als interessante Alternative zur Butter propagiert wird. Es gibt fettarme Versionen dieses Emulsionsprodukts, das aus Fettstoffen oft pflanzlicher Herkunft sowie Wasser oder entrahmter Milch hergestellt wird. Allerdings werden manchmal Fette tierischer Herkunft beigemischt, um die Konsistenz zu verbessern. Dabei entstehen Transfettsäuren (siehe Seite 116). Tipp: Margarinen wählen, die nur pflanzliche Öle enthalten, zum Beispiel Sonnenblumen-, Raps-, Soja- oder Olivenöl.

■ Dank seiner essenziellen Fettsäuren und seines hohen Vitamingehalts ist **pflanzliches Öl** ein äusserst kostbares Nahrungsmittel. Es gibt zahlreiche, zum Teil sehr unterschiedliche Sorten. Deshalb ist es hilfreich zu wissen, wie die verschiedenen Öle am besten genutzt werden. Ab Seite 112 sind die ernährungstechnischen Vor- und Nachteile der verschiedenen Fettsäuren im Detail erläutert. Hier ein kurzer Überblick:

■ Die **gesättigten Fettsäuren** (GFS) sind nicht gut für die Arterien. Sie sollten deshalb nicht mehr als ein Viertel des Fettkonsums ausmachen. Doch in der Realität liegt ihr Anteil bei 42 Prozent und nimmt stetig zu.

■ **Einfach ungesättigte Fettsäuren** (EUFS) gleichen den Cholesterinspiegel im Blut aus und sollten die Hälfte des Fettkonsums ausmachen. Doch in der Realität liegt ihr Anteil unter 40 Prozent.

■ **Zu den mehrfach ungesättigten Fettsäuren** (MUFS) gehören Omega 6 (Linolsäure, LA) sowie Omega 3 (Alpha-Linolensäure, ALA). Im Idealfall stellen die MUFS ein Viertel des Fettkonsums. Doch in der Realität liegt ihr Anteil bei ungefähr 16 Prozent. Zudem sollte das Verhältnis von Omega-6- und Omega-3-Fettsäuren 4 : 1 betragen. Tatsächlich wird allerdings nur ein Verhältnis von 20 : 1 erreicht.

Mit einer guten Auswahl des Öls lässt sich diesem Trend zumindest teilweise entgegenwirken. In der Tabelle auf Seite 76 ist der Anteil der verschiedenen Fettsäuren für mehrere Sorten von Pflanzenölen angegeben. Es ist unschwer zu erkennen, dass Olivenöl bei den EUFS der unbestrittene Champion ist, während Nussöl und Sonnenblumenöl die Liste bei den Omega-6-Fettsäuren (LA) anführen. Rapsöl weist eine sehr ausgeglichene Bilanz auf und erreicht als einziges die PM-Farbe Orange (alle anderen sind rosa eingestuft), da sein GES-Wert fast (4,4) und sein LIM-Wert knapp akzeptabel (9,3) ist.

Ganz abgesehen vom unterschiedlichen Geschmack der ein-

	Pan Metron	GES	LIM	kcal pro 100g
Quark, 20% Fett i. T., nature		7,6	3,0	71
Quark, halbfett		4,5	5,4	104
Quark, 40% Fett i. T., nature		4,6	8,1	114
Frischer Ziegenkäse		6,7	21,6	206
Feta		6,2	38,2	264
Vacherin Mont-d'Or		5,4	30,4	281
Camembert, 45% Fett i. T.		6,3	32,0	282
Reblochon		5,3	37,2	318
Münster		4,3	40,3	332
Tilsiter, Rohmilch		5,6	36,9	378
Parmesan		5,4	39,0	391
Greyerzer		5,4	37,3	400
Sbrinz		6,7	39,9	419
Emmentaler		5,9	32,9	422
Ricotta		3,8	12,2	160
Rahmquark		2,5	14,5	183
Frischkäse, mit Rahm		3,7	19,6	224
Käsefondue, Fertigmischung		4,5	23,4	259
Mozzarella		4,0	25,0	281
La vache qui rit		4,8	36,6	282
Tomme		4,8	30,4	286
Rahmstreichkäse		4,9	41,9	329
Brie		4,3	36,1	329
Raclettekäse		4,7	35,3	359
Gorgonzola		4,0	50,8	360
Roquefort		4,0	52,4	360
Caprice des Dieux		4,9	42,4	360
Halbharter Ziegenkäse		4,2	37,5	367
Appenzeller		4,5	37,3	386
Boursin		2,0	47,5	405
Tête de Moine		4,3	45,1	420
Mascarpone		0,9	45,1	453

QUELLE: CIQUAL, INSERM, BAG

4
Mit Farben
und Zahlen
zum Ziel

	gesättigt	einfach ungesättigt	mehrfach ungesättigt		Wasser, Glyzerin Vitamine
	GFS	EUFS	LA	ALA	
Olivenöl	15,6%	68,8%	10,3%	0,7%	4,2%
Sonnenblumenöl	10,7%	23,3%	61,3%	0,1%	4,6%
Nussöl	9,7%	18,0%	59,4%	12,3%	0,6%
Rapsöl	7,8%	58,6%	20,3%	9,1%	3,9%
Erdnussöl	16,4%	39,8%	38,8%	0,5%	4,4%
Traubenkernöl	12,1%	15,6%	67,0%	0,6%	4,7%
Saflor-, Färberdistelöl	9,7%	14,3%	72,2%	0,2%	3,4%
Maisöl	12,3%	26,1%	56,0%	0,7%	4,9%
Sojaöl	14,0%	20,5%	53,0%	7,4%	5,1%

QUELLE: CIQUAL 2012

zelnen Öle spricht auch ihre Verwendbarkeit für Abwechslung. So sollte man Erdnussöl nicht kalt verwenden, doch es ist zusammen mit reinem Olivenöl (raffiniert) das einzige Öl, das bei Temperaturen von über 170 Grad zum Frittieren oder heiss Anbraten in der Pfanne verwendet werden kann.

Für weniger aggressive Kochvorgänge lassen sich auch Sonnenblumen-, Saflor- und Traubenkernöl verwenden. Olivenöl extra vergine (kaltgepresst), Raps-, Nuss-, Lein- oder Weizenkeimöl sollte aber nicht zum Kochen benutzt werden.

Zucker, gezuckerte Produkte

Der schweizerische Zuckerkonsum ist von ungefähr 16 kg pro Einwohner am Anfang des zwanzigsten Jahrhunderts auf 42,6 kg im Jahr 2007 angestiegen. Diese Zunahme kann vorwiegend auf sogenannt «versteckte» Zucker zurückgeführt werden, die den Nahrungsmitteln zugefügt werden. Sie machen ungefähr 75 bis 80 Prozent des gesamten Zuckerkonsums aus. So entspricht der Zuckergehalt eines Liters Coca-Cola ungefähr 29 Würfelzuckern. Der tägliche Zuckerkonsum sollte allerdings 13 Würfelzucker (50 g oder 200 kcal) nicht übersteigen. Auch industriell hergestellter Eistee, fälschlicherweise oft als gesündere Variante angepriesen, enthält 20 Würfelzucker. Offenkundiger: Ein Schokoriegel (zum Beispiel Mars) entspricht 8 Würfelzuckern, ein Berliner oder ein Stängelglace 5, eine Portion gezuckerte Cornflakes oder andere Frühstücksflocken 4, ein lächerlich kleines Bonbon bereits 1 Würfelzucker.

Tatsächlich ist der Honig das einzige natürliche Produkt – weder raffiniert noch konzentriert –, das so viel Einfachzucker enthält. So ist es kein Zufall, dass schon die Griechen und die Römer den Honig benutzten, um bestimmte Gerichte zu süssen. Raffinierter Zucker (Saccharose), der aus Zuckerrohr oder aus Zuckerrüben gewonnen wird, kam erst viel später auf. In der Folge entstand eine Vielzahl von abgeleiteten Produkten mit unterschiedlichem Zuckergehalt.

■ **Produkte auf Fruchtbasis.** Nur wenige Produkte mit Zuckerzusatz sind nicht mit der PM-Farbe Rosa gekennzeichnet. Aus Früchten hergestellte schneiden, wohl wenig überraschend, am besten ab. So fallen Kompott oder Konserven in nicht allzu stark konzentriertem Sirup in den hellgrünen PM-Bereich. Zwar ist ihr GES-Wert nicht gerade umwerfend, aber ihr LIM ist in Ordnung und ihre Energiedichte relativ gering. Während einige Arten von Mousse und auch Honig noch in den orangen Bereich fallen, gehören Konfitüren zur Kategorie Orange. Sie enthalten zwar zuweilen mehr als 50 Prozent Früchte, doch der Rest besteht meist aus Saccharose, die klar in die rosa Kategorie fällt. Das Gleiche gilt für Bonbons. Obschon sie Früchte enthalten, weisen sie mit einem Saccharose- und Glucosegehalt von beinahe 90 Prozent einen katastrophalen LIM auf und sind knallrosa gekennzeichnet.

Sämtliche Getränke aus Früchten enthalten beigefügten Zucker,

	Pan Metron	GES	LIM	kcal pro 100 g
GESUNDHEITSINDEX FETTE				
Rapsöl		4,4	9,3	899
Nussöl		6,8	14,0	899
Sojaöl		5,3	21,2	899
Sonnenblumenöl		5,7	17,4	899
Margarine mit 10 % Butter		1,2	38,6	722
Margarine aus Sonnenblumenöl		3,5	29,4	746
Palmöl, Palmfett		1,1	68,9	888
Kokosöl		0,7	129,0	894
Gänsefett		1,1	41,0	896
Entenfett		1,2	49,8	898
Sesamöl		3,1	22,4	899
Erdnussöl		1,8	29,7	899
Traubenkernöl		5,0	18,3	899
Olivenöl		1,1	21,8	899
Raps-Sonnenblumen-Öl		4,6	10,9	899
Avocadoöl		0,2	26,9	900
Haselnussöl		2,7	12,3	900
Schweineschmalz		0,9	66,1	900

QUELLE: CIQUAL, INSERM, BAG

abgesehen von frischen Fruchtsäften. Nektar sowie konzentrierte oder aus Sirup hergestellte Getränke werden auf Seite 80 vorgestellt.

■ **Guetzli und Schokolade.** Industrielle Produkte, die Fett und Zucker kombinieren, sind ernährungstechnisch nicht von grossem Wert. Allerdings enthält Schokolade chemische Substanzen, die das Herz und die Psyche stimulieren. Bei der Berechnung des GES-Werts sind sie allerdings nicht berücksichtigt.

Guetzli und Schokolade enthalten oft viele gesättigte Fettsäuren und zugesetzten Zucker, sie sind stark kalorienhaltig. Aus diesem Grund werden sie mit der Farbe Rosa gekennzeichnet. Eine Sache spricht jedoch eindeutig für sie: der Geschmack! Es steht deshalb nicht zur Debatte, ihren Konsum gänzlich zu untersagen, sie sollten ganz einfach in vernünftigen Mengen genossen werden.

Zudem sollte über den ganzen Tag gesehen ein Gleichgewicht angestrebt werden, sowohl in Bezug auf die Nährstoffe als auch auf die Energie.

■ **Kalorienarme Produkte.** Im Prinzip sollten kalorienarme Produkte weniger Zucker und damit auch weniger Kalorien enthalten. Das ist aber nicht immer der Fall. Manchmal sind die Unterschiede so minim, dass es sich überhaupt nicht lohnt, den besseren Geschmack dafür zu opfern. Deshalb ist es wichtig, für jedes Nahrungsmittel aufmerksam die Zusammensetzung auf der Etikette zu prüfen, bevor man sich umsonst eine Köstlichkeit vorenthält.

Getränke

Der Körper besteht durchschnittlich aus 60 Prozent Wasser, mehr als die Hälfte davon befindet sich im Innern der Zellen. Täglich muss der Mensch ungefähr 2 bis 3 Liter Flüssigkeit zu sich nehmen. Er verliert Flüssigkeit beim Schwitzen (mindestens 5 dl pro Tag, mehr noch bei intensiver körperlicher Aktivität), Atmen (2,5 dl), Stuhlgang (1 bis 2 dl) und vor allem beim Urinieren (1 bis 2 l).

Das bedeutet nun aber nicht, dass man 2 bis 3 Liter trinken muss. Ein gutes Drittel des Bedarfs nimmt man nämlich über verschiedene Nahrungsmittel zu sich, mit Ausnahme von Öl und Zucker. So enthalten Gurken 98 Prozent Wasser, Tomaten 94 Prozent, Wassermelonen 92 Prozent, gekochte Polenta 85 Prozent, Fisch 81 Prozent oder ein Rinds-Carpaccio 85 Prozent, Butter hingegen nur 15 Prozent, Salzstängeli 6 Prozent, gesalzene Mandeln 5 Prozent, Zwieback 3 Prozent, Chips 2,5 Prozent oder schwarze Schokolade 0,6 Prozent. Es empfiehlt sich, 1 bis 2 Liter Wasser pro Tag zu trinken, entsprechend mehr bei trockener oder heisser Umgebung.

Obschon lebensnotwendig, ist natürliches Wasser, sogenanntes Hahnenwasser, paradoxerweise ernährungstechnisch gesehen relativ uninteressant: ein wenig Kalzium, Magnesium und Jod, aber auch etwas Natrium. Gewisse Mineralwassersorten verfügen zwar

	Pan Metron	GES	LIM	kcal pro 100 g
Ananas, Dose, in leichtem Sirup		3,1	8,4	68
Honig		0,7	0,1	306
Glace, Sorbet aus Früchten		1.0	24	136
Vanillecreme		1.8	18.5	148
Schokoladenglace		3.3	33,0	182
Fruchtglace		2,2	39,6	185
Stängelglace mit Schokolade		3,1	24,5	246
Schwarzwäldertorte		1,8	14,7	247
Konfitüre		0,3	37,0	274
Glaceriegel, Typ Mars, Nuts		1,5	34,7	283
Glace, Vanillecornet		1,7	40,8	284
Schokoladen-Mousse		3,7	35,1	309
Cremeschnitte		2,5	27,2	311
Zuger Kirschtorte		1,9	13,6	332
Basler Leckerli		2,8	41,6	380
Bonbons		0,1	63,9	385
Marmor-Cake		1,8	44,3	389
Kaugummi		0,0	64,6	390
Weisser Zucker		0,0	66,7	400
Linzertorte		2,2	55,2	417
Madeleines		2,1	33,1	423
Sablés		2,0	35,9	447
Schokoriegel		1,7	55,7	460
Nussstängeli		2,3	38,9	473
Marzipan		3,2	38,3	483
Cookies		2,3	39,4	485
Petits-Beurre mit Schokolade		1,6	65,9	488
Schwarze Schokolade		1,7	62,5	519
Prussiens		1,1	53,4	521
Waffeln mit Schokoüberzug		1,5	68,9	532
Milchschokolade		1,7	95,0	540
Weisse Schokolade		1,2	60,9	543

QUELLE: CIQUAL, INSERM, BAG

über eine bessere Bilanz als natürliches Wasser, es reicht aber noch nicht aus, um dem Vergleich mit anderen Nahrungsmitteln standzuhalten. Wasser und damit hergestellte Getränke wie Tee oder Kaffee wurden deshalb nicht in die GES- und LIM-Klassifikation aufgenommen. Sie verzeichnen jedoch das bestmögliche Resultat, was die Energie betrifft: 0 kcal! Sie erhalten die PM-Farbe Dunkelgrün.

■ **Fruchtsäfte.** Ein echter, frischer Fruchtsaft enthält keinen Zuckerzusatz. Deshalb bekommt ein hausgemachter Orangensaft die schöne dunkelgrüne PM-Farbe, da sein GES-Wert zufriedenstellend ist (7,7), während die Belastung durch LIM-Punkte praktisch inexistent ist und der Energiewert eher tief liegt (46 kcal).

Anders sieht die Situation bei Nektar oder anderen «Fruchtgetränken» aus, denen systematisch Wasser und Zucker zugefügt wird. So hat ein durchschnittlicher Birnennektar einen GES-Wert von nur 1,2 Punkten und einen LIM-Wert von 6 Punkten; folglich fällt er nur aufgrund seiner akzeptablen Energiedichte (64,5 kcal) in den hellgrünen PM-Bereich. Bei Fruchtsirups mit mehr als 80 Prozent ist das aber nicht der Fall! Sogar in verdünnter Form liegt alles andere als eine rosa PM-Farbe ausserhalb ihrer Möglichkeiten.

Was Süssgetränke (Sodas, Coca-Cola und Ähnliches) angeht: Es handelt sich dabei um wahre Zuckerkonzentrate und Kalorienbomben. Dies ist umso problematischer, als es sehr schwierig ist, die Menge richtig einzuschätzen, die man von flüssigen Nahrungsmitteln zu sich nimmt. Deshalb sollte man sich beim Konsum dieser Getränke ins Bewusstsein rufen, dass solche Exzesse zwangsläufig durch Einschränkungen in anderen Bereichen kompensiert werden müssen, um die Ernährungs-Tagesbilanz ausgeglichen zu gestalten.

■ **Alkoholische Getränke.** Jemand, der es schafft, den Autor dieses Werks davon zu überzeugen, dass er auf sein Glas Wein oder ab und zu auf einen kleinen Cognac verzichten soll, ist noch nicht geboren! Dennoch darf man nicht vergessen, dass rein ernährungstechnisch nicht viel von alkoholischen Getränken erwartet werden darf. Nicht einmal vom Rotwein – mal abgesehen davon, dass er das sogenannte gute Cholesterin (siehe Seite 114) erhöht. Zudem ist die Kalorienzufuhr erschreckend: 95 kcal für ein Glas Lagerbier (2,5 dl), ebenso viel für 4 cl Whisky und 142 kcal für 2 dl Weisswein (12 Prozent).

Die Lektion ist simpel: So viel Wasser trinken, wie man mag (dunkelgrün). Bei Fruchtsäften die frisch gepressten bevorzugen (dunkelgrün) und bei gezuckerten oder alkoholischen Getränken (rosa) Vorsicht walten lassen.

Vollständige Mahlzeiten

Es ist manchmal komplex, die Nähr- und Energiewerte von kompletten Mahlzeiten zu berechnen, da sie stark davon abhängig sind, was die einzelnen Speisen enthalten und wie sie zubereitet werden. Was steckt alles in dieser Schinken-Käse-Pizza? Wie wurde dieser Hamburger zubereitet? Mit welchem Fleisch ist diese Tomate gefüllt? Womit ist das Käse-Schinken-Sandwich garniert worden?

Aufgrund dieser Kriterien können die Werte stark variieren. Dennoch ist es praktisch unmöglich, auch wenn man so wenig Fett und Salz wie möglich hinzufügt, dass eine Cervelat mit Pommes frites oder ein Schinken-Käse-Toast nicht mit der rosa PM-Farbe gekennzeichnet wird. Umgekehrt stehen die Chancen auf vorteilhafte Werte gut, wenn man gefüllte Zucchetti, einen Pot-au-feu (Rindfleischeintopf) oder ein leckeres Fischgericht zubereitet.

Die Tabelle auf Seite 83 enthält Klassiker der traditionellen Küche und einige Fast-Food-Gerichte. Die Werte dienen einzig der Orientierung. Wer es genauer wissen will, kann auf die exakteren Berechnungen des Pan-Metron-Packages zurückgreifen, das auf www.gesund heitstipp.ch/service/panmetron erhältlich ist (siehe Seite 104).

Bilanz für einen Tag oder länger

Von den ersten Seiten an durchzieht ein Credo diesen Ratgeber: Je einfacher, desto besser! Wer zu viel zählt, sich zu oft wiegt, sich zu stark bei der Ernährung einschränkt und zu verbissen zu körperlicher Aktivität zwingt, um sein Gewicht in den Griff zu bekommen, wird grosse Schwierigkeiten haben, das Programm über einen län-

geren Zeitraum durchzuhalten. Man lässt sich schnell entmutigen und alle unternommenen Anstrengungen werden dadurch zunichte gemacht. Deshalb schlägt das nächste Kapitel ein simples System vor, das auf dem gesunden Menschenverstand aufbaut: Pan Metron. Mit seinen vier Farben weist es den Weg – ganz einfach.

Wer sich dennoch vertiefter mit den wissenschaftlichen Grundlagen befassen möchte, die dahinterstehen, findet im Folgenden vertiefende Erklärungen. Dabei kommen auch jene Leserinnen und Leser auf ihre Rechnung, die Mathematik mögen und selber nachrechnen wollen.

Zur Erinnerung: In die Berechnung des GES-Werts werden 23 Nährstoffe einbezogen, die für jedes Nahrungsmittel erfasst und mit der empfohlenen Nährstoffzufuhr verglichen werden (siehe Seite 49). Da es sich um die Dichte handelt, wird er jeweils für 100 kcal eines Nahrungsmittels

Der Apéro und seine Tücken

Nicht nur bei Desserts und Naschereien nimmt man Fett und Zucker in rauen Mengen zu sich, sondern auch beim Apéro, wo zusätzlich noch Salz hinzukommt. Salzmandeln, Cashewnüsse, Pistazien, Salzstängeli, Käsewürfel oder Blätterteigstangen fallen alle in die rosa PM-Kategorie. Ausserdem ist der Aperitif gleich doppelt gefährlich. Er findet vor der eigentlichen Mahlzeit statt, wenn man noch hungrig ist. Und weil in der Regel ein alkoholisches oder gezuckertes Getränk dazugehört, fällt er umso stärker ins Gewicht – noch bevor der eigentliche Kalorienschmaus so richtig begonnen hat.

Pan Metron	GES	LIM	kcal pro 100 g
Käsewürfel	3,7	43,7	347
Trockenfrüchte mit Nüssen	3,3	23,6	405
Bretzeli, Salzstängeli	1,2	25,7	412
Tortilla-Chips (Mais)	3,0	21,2	478
Gesalzene Käse-Crackers	1,5	39,6	497
Blätterteigstangen	1,1	30,2	502
Pommes Chips	3,1	19,7	516

QUELLE: CIQUAL, INSERM, BAG

berechnet. Dieser Ansatz hat jedoch einen Haken: Der GES-Wert kennt keine Obergrenze. Deshalb kann ein Lebensmittel, das nur wenige Nährstoffe enthält, dafür aber in sehr grossen Mengen, besser abschneiden als ein zweites Lebensmittel, das viele verschiedene Nährstoffe in bloss ausreichender Menge enthält. Dabei ist genau dieses zweite Nahrungsmittel aus ernährungstechnischer Sicht viel interessanter.

Dieser Schwachpunkt lässt sich dank der Vielfalt der Mahlzeiten beheben. Man berechnet die GES- und die LIM-Punkte also nicht für jedes einzelne Nahrungsmittel, sondern für die eines ganzen Tages. Solche Berechnungen können mühelos mit dem Rechner durchgeführt werden, der im Pan-Metron-Package auf www.gesund heitstipp.ch/service/panmetron zur Verfügung steht. Sie bedingen aber etwas Aufwand und Geduld, denn man muss jedes einzelne Element in eine Suchmaschine eingeben und die davon konsu-

mierte Menge notieren. Ist der GES-Wert eines Rezepts bekannt, kann man ihn abspeichern. Damit erspart man sich die Berechnung, wenn man das Gericht später erneut zubereitet.

Dazu als Beispiel ein kompletter Tag, der zwar nicht von einem Ernährungsberater durchgeplant wurde, der ernährungstechnisch aber auch nicht völlig katastrophal verlaufen ist.

■ **Frühstück:** 1 grosser Kaffee mit Rahm und Zucker, 1 Orangensaft (aus Konzentrat), ein Konfitürenbrot (mit Butter).

■ **Znüni:** 1 Espresso, 1 Gipfeli.

■ **Mittagessen** in einem Restaurant: 1 Rindssteak mit Pommes frites und gemischtem Salat, 1 Bier, 1 Espresso.

■ **Abendessen:** Zucchettisuppe, Goldbuttfilet nach provenzalischer Art mit Reis, Caramelcreme, 2 dl Rotwein, 1 Espresso.

■ **22 Uhr:** 1 Cognac.

Die Tabelle auf Seite 84 listet alle von der betreffenden Person an diesem Tag konsumierten Nah-

GESUNDHEITSINDEX GANZE GERICHTE

	Pan Metron	GES	LIM	kcal pro 100 g
Taboulé (ohne Öl und Zitrone)		7,0	3,6	64
Gefüllte Zucchetti		5,9	6,9	81
Pot-au-feu (Rindfleischeintopf)		8,1	8,4	93
Ossobuco		6,7	9,4	99
Gemüsegratin		5,5	5,4	107
Paella		8,8	5,7	127
Lasagne		4,1	9,7	130
Reissalat		5,7	6,8	151
Roastbeefsandwich		4,5	6,3	193
Pouletsandwich		3,7	6,3	196
Pilze, Vorspeise, griechische Art		8,2	11,9	73
Moussaka		5,9	18,1	134
Gefüllte Crêpe, salzig		5,4	14,2	167
Couscous mit Fleisch		4,2	11,0	140
Sauerkraut mit Speck und Wurst		4,0	15,1	158
Kartoffelgratin		2,9	17,6	167
Kebab		3,4	12,2	204
Pizza mit Schinken und Käse		4,6	13,3	216
Sandwich mit Schinken und Käse		3,9	14,8	243
Schinken-Käse-Toast		4,6	15,9	246
Falafel		3,8	10,3	251
Käsewähe		3,0	16,9	263
Hamburger		3,2	14,6	270
Hotdog		2,4	15,5	283
Käsesandwich		3,9	19,0	294
Chicken Nuggets		4,6	11,9	304
Quiche Lorraine		3,4	23,6	310
Salamisandwich		2,9	31,6	372
Pastetli		1,1	44,2	560

QUELLE: CIQUAL, INSERM, BAG

Frühstück	Gewicht	PM	kcal		Gewicht	PM	kcal
Ruchbrot	30 g		78,6	Frischer Knoblauch	3 g		3,9
Butter	5 g		37,4	Currypulver	1 g		2,9
Konfitüre (Durchschnitt)	10 g		27,4	Butter	2 g		14,9
Kaffee	1,5 dl		2,8	Gekochte Karotten	20 g		5,2
Kaffeerahm	12 g		19,8	Kartoffeln, gedämpft	15 g		11,8
Weisser Zucker	8 g		32,0	Salz, jodhaltig	1 g		0,0
Orangensaft	2 dl		72,2	Pfeffer, gemahlen	1 g		2,2

Znüni	Gewicht	PM	kcal	Goldbutt	150 g		141,0
Espresso	7 cl		1,4	Zitronensaft	5 cl		8
Kaffeerahm	12 g		19,8	Tomaten	150 g		28,5
Weisser Zucker	4 g		16,0	Grüne Peperoni	30 g		4,9
Gipfeli	60 g		242,9	Frischer Basilikum	4 g		1,1

Mittagessen	Gewicht	PM	kcal	Frischer Rosmarin	3 g		1,7
Rindssteak vom Grill	120 g		199,7	Frischer Thymian	3 g		1,4
Pfeffersauce	10 g		13,5	Olivenöl	3 g		27,0
Pommes frites	150 g		405,3	Salz, jodhaltig	1 g		0,0
Salat mit rohem Gemüse	150 g		101,5	Pfeffer, gemahlen	1 g		2,2
Fettarme Salatsauce	10 g		33,4	Weisser Reis, gekocht	200 g		232,4
Helles Bier	2,5 dl		154,5	Rotwein	2 dl		138,0
Espresso	7 cl		1,4	Espresso	7 cl		1,4
Kaffeerahm	12 g		19,8	Kaffeerahm	12 g		19,8
Zucker	4 g		16,0	Weisser Zucker	4 g		16,0

Abendessen	Gewicht	PM	kcal	22 Uhr	Gewicht	PM	kcal
Zucchetti	65 g		19,0	Cognac	2,5 cl		58,6
Gemüsebouillon	1,2 dl		7,2				
Vollrahm, UHT	0,3 dl		88,5				

Tagesbilanz	Gewicht	GES	LIM	kcal
Pastis	3 cl				82
Zwiebel	20 g				5,8
	2506 g	**5,3**	**7,3**	**2420**
davon Getränke	1,125 l			

QUELLE: CIQUAL, INSERM, BAG

rungsmittel auf. Bei jedem ist zudem die Menge angegeben.

Rechnet man die Mengen zusammen, so kommt man auf 2,7 kg Nahrung und Getränke (ohne Mineral- oder Hahnenwasser). Insgesamt wurden kaum mehr als 2 Liter Flüssigkeit eingenommen (ungefähr 1,1 Liter getrunken sowie 1 Liter über die Nahrung aufgenommen). Es fehlt folglich noch mindestens 1 Liter, um auf die benötigte Menge zu kommen (siehe Seite 78).

Zudem wurden fast 2400 kcal konsumiert. Das ist zu viel, falls jemand körperlich nicht überdurchschnittlich aktiv ist. Ein Mann verbraucht im Durchschnitt 2000 kcal pro Tag, eine Frau etwas weniger. Wenn beim aufgezeigten Beispiel aber nur schon das Gipfeli am Morgen gestrichen und das Bier am Mittag durch ein Mineralwasser ersetzt wird, liegt der Energiewert fast schon unter der 2000-kcal-Grenze. Reduziert man zusätzlich die Portion Pommes frites um ein Drittel (100 g anstatt 150 g) und lässt am Abend den Cognac weg, kann sogar die 1800-kcal-Grenze geknackt werden. Mit Kaloriensummen in diesem Bereich lässt sich das Gewicht relativ leicht reduzieren, sofern zugleich die körperliche Aktivität erhöht wird (siehe Kapitel 3).

Aus einer ernährungstechnischen Perspektive sind die GES- und LIM-Werte, die den Anteil an Nährstoffen aufzeigen, mit 5,3 respektive 7,3 ganz gut. Ohne Gipfeli, Bier und Cognac fällt die Bilanz noch besser aus.

Anhand einer noch detaillierteren Analyse – sie ist in der Tabelle links nicht abgebildet, da die Angaben zu viel Platz bräuchten – lässt sich aufzeigen, dass die für eine durchschnittliche Person empfohlene Zufuhr bei den Nährstoffen des GES in 14 von 23 Fällen erreicht wurde. Woran es fehlt, sind Nahrungsfasern (16 g anstatt 30 g wie empfohlen), an Omega-3- und Omega-6-Fettsäuren, an einigen Mineralien (387 mg Kalzium anstatt der 900 mg) und an den Vitaminen C, D und E.

Die LIM-Werte decken auf, dass die Speisen etwas zu viele gesättigte Fettsäuren sowie zu viel Salz enthielten. Hingegen liegt der Anteil des beigefügten Zuckers in einem vernünftigen Rahmen. Verbesserungen sind recht einfach möglich. Statt Pommes frites bestellt man Salzkartoffeln (30 Mal weniger Fett!) oder lässt am Abend den Rahm in der Zucchettisuppe weg und schon sehen die Werte viel besser aus.

Ein übertriebener LIM-Zahlenfetischismus ist aber auch hier nicht nötig. Die Frage ist durchaus erlaubt, ob es sich tatsächlich lohnt, auf die geliebten Fritten und den leckeren Rahmgeschmack zu verzichten, zumal die Tagesbilanz schon recht ausgeglichen ausfällt. Im Prinzip reicht es aus, in den folgenden zwei, drei Tagen die Zusammenstellung der Gerichte gut zu variieren und vor allem mehr Gemüse und Früchte zu essen.

Gleichzeitig darf man aber nicht vergessen, dass bei diesem Beispiel die alkoholischen Getränke, abgesehen von den Kalorien, nicht in die Berechnung miteinbezogen worden sind.

Tabellen oft unvollständig

In Frankreich schlug die Agentur für Ernährungssicherheit der Nahrungsmittel (AFSSA) im Juni 2008 vor, auf Basis des GES-LIM-Gesundheitsindex ein europäisches System zu entwickeln, um die Ernährungsangaben auf den Lebensmittelverpackungen zu vereinheitlichen. Damals empfahl die AFSSA eine vereinfachte Berechnung mit nur sechs Nährstoffen. Die Gründe dafür liegen auf der Hand. Es ist extrem schwierig, stets alle 23 nötigen Werte für die Berechnung des vollständigen GES zu erhalten. Und auch schon das Zusammentragen der drei Werte, die für den LIM unbedingt nötig sind, bereitet oft Schwierigkeiten. So hat das Team der Ernährungsforscherin Nicole Darmon am nationalen Institut für Gesundheit und medizinische Forschung (Inserm) in Marseille die französische Nährwerttabelle «Ciqual» selbst vervollständigen müssen. In der Schweiz ist die Datenlage noch schlechter. Die Nährwerttabellen des Bundesamts für Gesundheit (BAG) beziehen die Fettsäuren LA, ALA und DHA gar nicht erst mit ein.

Nichtsdestotrotz baut die Pan-Metron-Datenbank auf ebendiesen drei Quellen auf. Bei mehr als der Hälfte der enthaltenen 1400 Nahrungsmittel ist das kein Problem. Sie basieren auf den vervollständigten französischen Daten. Bei den übrigen Nahrungsmitteln hingegen ist die Pan-Metron-Farbe festgelegt worden, indem die verfügbaren Werte in angepasstem Mass gewichtet wurden. Gleichzeitig ist sichergestellt, dass zumindest jene Werte vorliegen, die für eine glaubwürdige Berechnung des GES und des LIM empfohlen werden. Das heisst: Alle Nahrungsmittel, bei denen die minimal drei zur Berechnung des LIM empfohlenen Nährstoffe nicht verfügbar sind, wurden aus der Datenbank ausgeschlossen. Wo nötig wurden bei Schweizer Produkten wie Schokolade, Linzertorte, Leckerli, Fondue oder Raclette die (Packungs-)Angaben zu Salz- oder Zuckerzusätzen zusammengetragen, um damit annährungsweise einen Durchschnitt zu ermitteln.

4
**Mit Farben
und Zahlen
zum Ziel**

Gesünder leben ohne Verbote

Drei Grundsätze sind wichtig: Alle Nahrungsmittel sind erlaubt, aber die weniger zuträglichen isst man mit Mass. Wer satt ist, hört auf zu essen. Und: Um genug Bewegung in den Alltag einzubauen, geht man jeden Tag konsequent 10 000 Schritte.

Die Methode Pan Metron ermöglicht es, das Körpergewicht tatsächlich in den Griff zu bekommen. Dabei braucht man keine negativen Auswirkungen auf die Gesundheit oder den berüchtigten Jojo-Effekt – erneute Gewichtszunahme nach einigen Wochen – zu befürchten. Anders als bei den meisten Diäten geht es nicht darum, bestimmte Produkte auf Kosten anderer zu bevorzugen oder sich über Wochen und Monate schmerzhafte Einschränkungen aufzuerlegen. Vielmehr denkt man über die eigenen Essgewohnheiten nach, um herauszufinden, wie man die Ernährung verbessern und dadurch seine Gewichtsziele erreichen kann.

Umgekehrt macht die Methode Pan Metron auch keine leeren Versprechungen. Die vorangehenden Kapitel haben gezeigt, weshalb es utopisch und manchmal sogar leichtsinnig ist, übertriebene Gewichtsverluste anzustreben, die sich auf Dauer unmöglich halten lassen. Deshalb sollte man nicht mehr als ein Kilo pro Monat oder vier bis fünf Kilo pro Jahr abnehmen. Das ist auf den ersten Blick bescheiden. Dafür lässt sich das neue Gewicht dauerhaft halten, wenn man die Pan-Metron-Philosophie tatsächlich anwendet und zugleich auf genug körperliche Aktivität achtet.

Dieses Kapitel fasst die Elemente der Methode Pan Metron zusammen. Das Vorgehen basiert auf dem gesunden Menschenverstand. Zur Erinnerung: Die griechische Weisheit Pan Metron bedeutet: «Alle Dinge mit Mass.» Der Ansatz baut auf drei Pfeilern auf:

- Man darf alles essen – auf vernünftige Art und Weise. Dabei hilft das einfache Pan-Metron-System mit seinen vier Farben. Eine gute Unterstützung ist während der Lernphase zudem der Gesundheitstipp-Onlinerechner.
- Wer satt isst, hört auf zu essen. Dazu ist es unabdingbar, auf die Signale des Körpers zu hören (Sättigung und Sattheit).
- Jeder Tag – jeder! – bringt ausreichend körperliche Aktivitäten. Wer täglich zu Fuss 7000 bis 10 000 Schritte geht, hat genug Bewegung.

Ein einfaches Farbsystem weist den Weg

Ernährungswissenschafter und Ernährungsberater sind sich einig: Es ist sinnvoller, von allem mit Mass zu essen, als eine Diät zu machen. Der GES-LIM-Gesundheitsindex (siehe Kapitel 4) unterscheidet zwischen sehr guten Nahrungsmitteln – sie enthalten alle oder einen Teil der für unsere Gesundheit notwendigen Nährstoffe – und den weniger interessanten Nahrungsmitteln. Werden diese Werte zusätzlich mit der Energiedichte verknüpft, so erhält man eine präzise Rangordnung der Nahrungsmittel. Sie zeigt, was man öfter und was man besser weniger oft konsumieren sollte.

Eine solche Einteilung bieten die vier Pan-Metron-Farben (PM-Farben), die den Nahrungsmitteln zugewiesen werden: Dunkelgrün, Hellgrün, Orange und Rosa. Die Farben werden, wie im Detail im vorangehenden Kapitel ab Seite 48 beschrieben, aufgrund der Ernährungsqualität und der Energiedichte der Nahrungsmittel bestimmt.

Piktogramme verdeutlichen die einzelnen Werte, die zur Einreihung führen:

■ Die **PM-Farbe** (die grosse Fläche oben im Quadrat) ergibt sich aus den beiden unten angefügten Angaben (den beiden kleinen Flächen unten im Quadrat).

■ Links: **G/L**. Hier steht G für den GES-Wert (basierend auf 23 wichtigen Nährstoffen; je höher der Wert, desto besser schneidet das Lebensmittel ab). L steht für den LIM-Wert (basierend auf drei Nährstoffen, die man eher meiden sollte; je höher der Wert, desto stärker sollte man das Lebensmittel meiden).

■ Rechts: **cal** steht für die Energiedichte (Anzahl Kalorien pro 100 g eines Nahrungsmittels).

In einem ersten Schritt spielt einzig die PM-Farbe eine Rolle. Ist sie dunkelgrün, wie im folgenden ersten Beispiel, braucht man nicht zu zögern: Die Nährstoffwerte sind hervorragend und das Nahrungsmittel ist energiearm. Herzhaft geniessen! Zum Glück macht die Na-

tur ihren Job ganz gut. Fast ein Drittel der Nahrungsmittel in der Pan-Metron-Datenbank fällt in diese Kategorie.

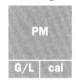

■ **PM** = die Pan-Metron-Farbe. Sie gibt beides an, die Ernährungsqualität und die Energiedichte eines Nahrungsmittels.
■ **G/L** = die Farbe von GES und LIM. Sie gibt die Ernährungsqualität eines Nahrungsmittels an.
■ **cal** = die Kalorien-Farbe. Sie gibt die Energiedichte eines Nahrungsmittels an.

Wenn das Grün etwas heller wird, dann liegt es meistens daran, dass die Energiedichte – die Anzahl Kalorien pro 100 g – hoch ist. Es kann auch sein, dass die Nährstoffqualität etwas schlechter ist, ohne allzu stark abzufallen.

 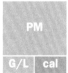

Wechselt die Farbe ins Orange, so liegt das häufig daran, dass die

Energiedichte eines Nahrungsmittels ziemlich hoch oder sehr hoch ist – trotz einer korrekten oder ziemlich guten Nährstoffbilanz. Orange gekennzeichnete Nahrungsmittel sind mit (mehr) Vorsicht zu geniessen.

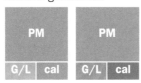

Geht die PM-Farbe schliesslich in Rosa über – Pan Metron verzichtet bewusst auf die Farbe Rot, da kein Nahrungsmittel grundsätzlich verboten ist –, so ist seine Ernährungsqualität weniger interessant oder unbedeutend. Zugleich ist die Energiedichte hoch. Zwar darf man auch diese Speisen verzehren, aber nur in vernünftiger Menge, nicht in übertriebenem Mass.

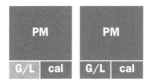

Vertiefende Informationen über die Zuteilung der Farben und ihre genaue Bedeutung finden sich in Kapitel 4 auf den Seiten 48 bis 87.

Eine erste Art, die Piktogramme zu nutzen, ist einfach: Man konsumiert bevorzugt Nahrungsmittel der grünen Kategorien. Aber aufgepasst: Wer sich entscheidet, ausschliesslich Nahrungsmittel mit hellgrüner und dunkelgrüner Kennzeichnung zu essen, ist auf dem Holzweg! Die «grünen» Nahrungsmittel müssen unbedingt mit Nahrungsmitteln aus der orangen und rosa Kategorie ergänzt werden. Zum einen, um die typische Falle der restriktiven Diäten zu umgehen, die auf Dauer unmöglich durchgehalten werden können. Zum andern auch aus gesundheitlichen Gründen. Denn Fettsäuren sind – obschon im Prinzip stark kalorienhaltig und nicht sehr nützlich – zum Teil für den Körper unabdingbar. Obwohl Nahrungsmittel orange oder rosa gekennzeichnet sind, enthalten sie solche essenziellen Fettsäuren.

Einmal mehr genügt der gesunde Menschenverstand. Solange sich die Mengen von orangen oder rosa Produkten – etwas Honig, einige Gramm Salz oder ein Esslöffel Öl – auf ein geringes Mass beschränken, besteht kein Grund zur Beunruhigung. Oft ist der positive Effekt grösser, wenn man ein hellgrünes Nahrungsmittel durch ein dunkelgrünes ersetzt. Das liegt daran, dass diese Nahrungsmittel oft ein Hauptbestandteil der Mahlzeit sind, also in grösseren Mengen konsumiert werden.

Beispiel: Menü für ein Abendessen mit Gästen

Zur Veranschaulichung dient im Folgenden ein konkretes Beispiel: ein Abendessen mit Gästen. Der konkrete Menüvorschlag stammt von einer beliebten kulinarischen Internetseite: zur Vorspreise eine Erbsencreme-Suppe mit Chorizo, als Hauptspeise ein nordafrikanisches Schmorgericht – Tajine mit Poulet, Mandeln und Pflaumen –, knusprig gebratene Polenta, Gemüse und als Dessert eine Glace «Caramel au beurre salé».

Was schon die Farben verraten

Ein Blick auf die PM-Farben der benötigten Nahrungsmittel ermöglicht eine erste Einschätzung. Taucht in den folgenden Listen anstelle eines Piktogramms der Vermerk «k. A.» (keine Angaben) auf, so ist das Nahrungsmittel nicht in der Pan-Metron-Datenbank vorhanden. Über den Daumen gepeilt scheint die Vorspeise ganz in Ordnung – abgesehen vom Chorizo. Er ist nicht nur eine Kalorienbombe, sondern schneidet auch beim LIM-Wert für «disqualifizierende» Nährstoffe sehr schlecht ab. Dafür punktet er aber mit seinem unvergleichlich leckeren, pikanten Geschmack.

Auch die Tajine sieht auf den ersten Blick unproblematisch aus, mit Ausnahme des Olivenöls (32 g) und der gemahlenen Mandeln (40 g). Doch die Mengen lassen aufhorchen: 800 g Poulet mit Haut (Schenkel und Flügel) und 24 getrocknete Pflaumen für vier Personen sind eine ganze Menge, auch wenn die Produkte in den hellgrünen Bereich fallen.

Die Polenta scheint ebenfalls kein grosses Problem darzustellen, abgesehen vielleicht vom Parmesan. Doch Käse und Maismehl sind ja eine wunderbare Kombination. Und wegen 10 g… Das Dessert hingegen driftet klar in rosa Gefilde ab. 200 g Zucker, 50 g Butter, 5 Eigelb und 2 Sablés pro Person, die die Nachspeise begleiten: Die Rechnung wird zweifels-

Erbsencreme-Suppe mit Chorizo
(für vier Personen)

600 g Erbsen	
48 g Chorizo-Scheiben	
2 g Pfeffer	
2 g Salz	

Tajine mit Poulet, Mandeln und Pflaumen (für vier Personen)

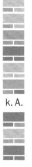

4 Pouletschenkel (600 g)	
4 Pouletflügeli (200 g)	
320 g Zwiebeln	
32 g Olivenöl	
24 Pflaumen (360 g)	
40 g gemahlene Mandeln	
10 g Zimtpulver	k. A.
10 g Salz	
5 g Pfeffer	
1 Flasche Rotwein	

Gebratene Polenta mit Gemüse
(für zwei Personen)

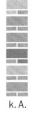

120 g gekochte Polenta	
150 g Zucchetti	
80 g Karotten	
10 g geriebener Parmesan	
5 g Curry	
5 g Basilikum	
15 g rotes Pesto	k. A.

Glace «Caramel au beurre salé»
(für vier Personen

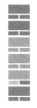

200 g weisser Zucker	
50 g Butter, leicht gesalzen	
5 Eigelb	
5,5 dl Vollmilch UHT	
3 g Maizena	
8 Sablés	

ohne saftig ausfallen. Wo ist es nun möglich, mit einer Portion gesundem Menschenverstand Verbesserungen vorzunehmen? Auf jeden Fall sollte die Fleisch- und

Erbsencreme-Suppe mit Chorizo		kcal
600 g Erbsen		436
48 g Chorizo-Scheiben		218
2 g Pfeffer		4
2 g Salz		0
(pro Person 165 kcal)		658

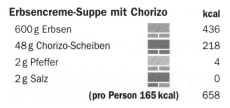

Tajine mit Poulet, Mandeln und Pflaumen (für vier Personen)		kcal
4 Pouletschenkel (600 g)		1104
4 Pouletflügeli (200 g)		322
320 g Zwiebeln		92
32 g Olivenöl		288
24 Pflaumen (360 g)		625
40 g gemahlene Mandeln		230
10 g Zimtpulver	k. A.	36
10 g Salz		0
5 g Pfeffer		11
1 Flasche Rotwein		519
(pro Person 807 kcal)		3227

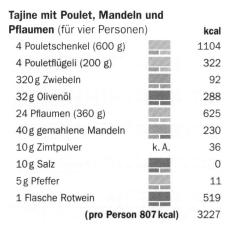

Gebratene Polenta mit Gemüse (für zwei Personen)		kcal
120 g gekochte Polenta		74
150 g Zucchetti		20
80 g Karotten		21
10 g geriebener Parmesan		39
5 g Curry		14
5 g Basilikum		1
15 g rotes Pesto	k. A.	59
(pro Person 114 kcal)		228

Glace «Caramel au beurre salé» (für vier Personen)		kcal
200 g weisser Zucker		800
50 g Butter, leicht gesalzen		373
5 Eigelb		311
5,5 dl Vollmilch UHT		380
3 g Maizena		11
8 Sablés		357
(pro Person 558 kcal)		2232

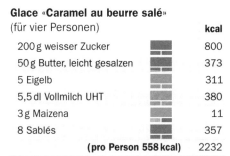

Kalorien Original-Menü pro Person	1644

Pflaumenmenge reduziert werden. Und man darf sich auch ruhig die Frage stellen, ob ein solch üppiges Dessert nach einer dermassen reichhaltigen Mahlzeit überhaupt vernünftig ist.

Auswertung mit Online-Rechner
In einem nächsten Schritt nutzen wir die Hilfe des Rechners, der im Pan-Metron-Package auf der Website www.gesundheitstipp.ch/service/panmetron aufgeschaltet ist. Er erlaubt es, sowohl die Ernährungsqualität als auch die Energiezufuhr der gesamten Mahlzeit auszuwerten. Der GES-Wert ist in Ordnung (5,4), ganz im Gegensatz zum LIM, der zu hoch ausfällt (10,2). Zudem ist die Kalorienzufuhr definitiv übertrieben: über 1600 kcal pro Person! Eine ausgewogene Mahlzeit sollte je nach Bedarf – das sind durchschnittlich 1800 bis 2300 kcal pro Tag – nur zwischen 650 und 850 kcal enthalten.

Schauen wir nun die Tabelle links etwas genauer an, die um die jeweilige Kalorienzahl ergänzt worden ist. Sie bestätigt die ersten Vermutungen aufgrund der Pan-Metron-Farben. Da braucht es wohl Änderungen am Menü:

■ Der **Hauptgang** allein (Tajine und Polenta) schlägt pro Person mit gegen 1000 kcal zu Buche, mehr also, als die gesamte Mahlzeit umfassen sollte. Trotzdem werden die Gäste ihre – selbstverständlich übervollen – Teller wohl bis auf den letzten Krümel leer essen. Es sei denn, sie hätten bereits gelernt, auf die Sattheitssignale ihres Körpers zu achten (siehe Kapitel 2). Falls sie aber alles aufessen, was geschöpft worden ist, wie man das aus Höflichkeit bei Einladungen in der Regel tatsächlich tut, wäre es sinnvoll, die Mengen zu reduzieren.

Man ersetzt beispielsweise die 800 g Poulctflügcli und Pouletschenkel durch 600 g grob geschnetzelte Pouletbrust und achtet darauf, das Geschnetzelte nicht allzu lange zu kochen, damit es zart bleibt. Auf einen Schlag wird die Pouletmenge um ein Viertel reduziert (und das Öl für die Zubereitung um die Hälfte). Zudem hat die Brust eine höhere Ernährungsqualität als Schenkel oder Flügeli (dunkelgrüne PM-Farbe) und eine etwas tiefere Energiedichte.

Lässt man sich zudem von einem anderen marokkanischen Rezept inspirieren und tauscht die 24 Pflaumen gegen drei grüne Äpfel aus, so kann das Kalorientotal des Hauptgangs auf ungefähr 600 kcal pro Person gesenkt werden. Das ist möglich, obwohl man die Äpfel in Butter und Zucker anbraten muss. Denn zusätzlich kann man dank des Geschmacks der Äpfel die Menge der gemahlenen Mandeln um rund die Hälfte reduzieren.

■ Beim vorgeschlagenen **Dessert** sind Änderungen weniger einfach. Doch es lohnt sich, diese Glace durch ein anderes Dessert ähnlicher Art zu ersetzen. Eine gute Alternative ist ein Birnensorbet. Es enthält zwar ebenfalls Zucker, ist aber auch lecker, wenn man viel

Erbsencreme-Suppe mit Rohschinken

		kcal
600 g Erbsen		436
48 g Rohschinken		108
2 g Pfeffer		4
2 g Salz		0
(pro Person 137 kcal)		548

Tajine mit Poulet, Mandeln und Äpfeln (für vier Personen)

		kcal
600 g Pouletbrust		630
320 g Zwiebeln		92
16 g Olivenöl		144
3 Äpfel (je 150 g)		228
15 g Butter		112
20 g Zucker		80
20 g gemahlene Mandeln		115
10 g Zimtpulver	k. A.	36
10 g Salz		0
5 g Pfeffer		11
1 Flasche Rotwein		519
(pro Person 492 kcal)		1967

Gebratene Polenta mit Gemüse (für zwei Personen)

		kcal
120 g gekochte Polenta		74
150 g Zucchetti		20
80 g Karotten		21
10 g geriebener Parmesan		39
5 g Curry		14
5 g Basilikum		1
15 g rotes Pesto	k. A.	59
(pro Person 114 kcal)		228

Birnensorbet (für vier Personen)

		kcal
2 Birnen (je 150 g)		159
120 g Zucker		400
1 Zitrone (60 g)		9
2 Eiweiss (je 30 g)		28
(pro Person 169 kcal)		676
Kalorien angepasstes Menü pro Person		**912**

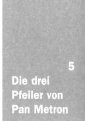

5
Die drei
Pfeiler von
Pan Metron

weniger nimmt, als es die meisten Rezepte raten. Vorteilhaft ist auch, dass beim Sorbet Rahm und Butter wegfallen. Lässt man auch die Sablés weg, beträgt das Kalorientotal pro Person nur noch 169 kcal anstelle der 558 kcal der Glace «au beurre salé»!

Der Kaloriengehalt des Menüs insgesamt ist aber immer noch zu hoch. Man könnte die Bilanz ein wenig verbessern, indem man den Chorizo der Erbsencreme-Suppe durch Rohschinken ersetzt, der ebenfalls köstlich schmeckt.

Die Tabelle auf Seite 93 mit den fett eingetragenen Änderungen zeigt, dass sich das Kalorientotal klar verbessert hat (912 kcal anstatt der 1644). Auch die Ernährungsbilanz hat sich positiv verändert, wie das zunehmende Grün der PM-Farben zeigt. Mit dem Pan-Metron-Rechner lässt sich die Verbesserung beziffern: Der GES-Wert ist von 5,4 auf 5,9 gestiegen, die LIM-Punkte erfreulicherweise von 10,2 auf 6,7 gesunken.

Die Energiebilanz der Mahlzeit liegt zwar mit 909 kcal noch immer leicht über dem empfohlenen Wert für eine Person mittlerer Statur (850 kcal). Doch wenn man anstelle der beiden Gläser Wein (130 kcal) bloss Mineralwasser trinkt, kann auch dieses Problem behoben werden. Andererseits: Weshalb sollte man sich nicht ein wenig Geselligkeit erlauben und, statt auf den Wein zu verzichten, einfach darauf achten, diese Ausschweifungen am selben Abend oder am nächsten Tag wieder auszugleichen? Was spricht zum Bei-spiel dagegen, die köstliche Mahlzeit mit einem knapp einstündigen Spaziergang unter Freunden abzuschliessen?

Es ist unschwer zu erkennen: Mit etwas Erfahrung reicht das Farbenspiel bereits aus, um eine gute Wahl zu treffen oder die Zusammenstellung der Mahlzeiten zu verbessern. Vergleicht man die Piktogramme und die Quantitäten eines jeden Produkts, so kann eine erste Diagnose gestellt werden. Sie mag etwas grob ausfallen, reicht aber bei Weitem, wenn man sich für die Pan-Metron-Strategie entscheidet. Alle Dinge mit Mass, das gilt sowohl für die Ziele (das Gewicht auf vernünftige Art und Weise und mit Geduld in den Griff zu kriegen) als auch bei der Umsetzung (keine übertriebenen Vorschriften, die sich auf das Durchhaltevermögen negativ auswirken).

Der Pan-Metron-Rechner ist in einer ersten Lernphase beinahe unverzichtbar. Die Nutzung des Rechners verlangt jedoch relativ viel Durchhaltewillen und wird rasch zu einer mühsamen Aufgabe. Auf längere Frist lohnt es sich deshalb, auf ein System zurückzugreifen, das zwar etwas weniger genau, doch alltagstauglicher ist.

Alles essen, sich aber nicht überessen

Es ist zwar wichtig, gute Nahrungsmittel auszuwählen. Doch wer sein Gewicht stabilisieren oder reduzieren möchte, kommt nicht darum herum, auch weniger zu essen und/oder sich mehr zu bewegen.

Wer die Diätfallen und die damit verbundenen Einschränkungen vermeiden möchte, hat nur eine Möglichkeit. Das Gleichgewicht zwischen der Ernährung und den Bedürfnissen des Körpers muss wiederhergestellt werden. Und zwar indem man von allem isst, aber nur dann, wenn man tatsächlich Hunger verspürt – und nicht über das Stadium der Sattheit hinaus. Der damit verbundene Lern-

Das Frühstücksdilemma

Ein Frühstück kann als angemessen betrachtet werden, wenn es sich aus einem Kaffee (1,2 dl) mit einem Stück Zucker (4 g) und ein wenig Kaffeerahm mit 15 Prozent Fettanteil (12 g), einem Gipfeli (45 g), einem kleinen Butterweggli (50 g) mit einer halben Portion Butter (5 g) und ein wenig Konfitüre (10 g) sowie einem leicht gezuckerten Nature-Joghurt (150 g) zusammensetzt. Die Energiezufuhr ist mit 555 kcal allerdings etwas zu hoch für Personen, die pro Tag nur zwischen 1800 und 2000 Kalorien benötigen, und ausreichend für solche mit einem Durchschnitt von 2300. Allerdings lassen die Gesamtwerte des GES- (2,6, ohne den Kaffee miteinzubeziehen) und des LIM-Gesundheitsindex (12,5) zu wünschen übrig.

Man kann diesen Defiziten entgegenwirken, indem man das Gipfeli und das Butterweggli durch zwei Scheiben Bauernbrot (2 x 30 g) ersetzt, insbesondere was die Kalorien betrifft (385 kcal, jedoch wird die Portion Butter verdoppelt). Der GES-Wert wird dadurch aber nicht verbessert (immer noch 2,6) und der LIM-Wert verändert sich nur ein klein wenig (10,6).

Diese Übung wird mit einem überzeugenderen Resultat gekrönt, wenn man das Brot (mitsamt Butter und Konfitüre) gegen Frühstücksflocken (50-g-Portion) austauscht, wie sie insbesondere Kinder und Jugendliche gerne essen. Die Energiezufuhr wird dadurch weiter reduziert (310 kcal), doch vor allem erhält der GES einen guten Wert (6,3), während der LIM unverändert bleibt (12,8). Um auf allen Ebenen ein gutes Resultat zu erzielen, muss man auf ein «bäuerliches» Frühstück setzen: Vollkornbrot (oder Frühstücksflocken ohne Zuckerzusatz), Milchprodukte, Früchte (etwa in Form von frisch gepressten Säften). Beispiel: 1 Scheibe Vollkornbrot (40 g) mit Butter (5 g) und wenig Honig (5 g), 1 Orange (150 g) und ein Glas entrahmte Milch (2,5 dl). Auf diese Weise erhält man einen guten GES (6,7), einen sehr guten LIM (2,0) und eine gemässigte Energiezufuhr (290 kcal). Doch man muss eingestehen: Es ist Geschmackssache.

Kurz und gut: Es ist nicht ganz einfach, ein optimales Frühstück zusammenzustellen. Es ist deshalb empfehlenswert, nicht stur an einer Variante festzuhalten. Es ist sinnlos, den Tag mit einer diätetischen Besessenheit zu beginnen, obwohl das von manchen propagiert wird. Ob eine Ernährung ausgewogen ist, kann nicht ausschliesslich anhand der ersten Mahlzeit des Tages berechnet werden, vielmehr muss dazu ein längerer Zeitraum betrachtet werden. Tatsächlich verfügt der Körper über ausreichende Reserven. Die Ernährung lässt sich damit zumindest über einen ganzen Tag hinweg planen. Was die notwendigen Fettsäuren und die fettlöslichen Vitamine anbelangt, ist auch ein Ausgleich über eine ganze Woche möglich.

Zahlreiche Wissenschafter sind zum Schluss gekommen, dass es keinen Sinn ergibt, sich zu etwas zu zwingen. Auch nicht, wenn man zum Beispiel frühmorgens keinen Hunger verspürt – solange man in den folgenden Stunden auf der Hut ist. Einmal mehr: Pan Metron.

prozess, der in Kapitel 3 ausführlich erläutert wird, besteht aus zwei Hauptetappen:

- Wer Hunger hat, isst. Abwarten, bis der Hunger so gross wird, dass man ihn nicht mehr kontrollieren kann, wäre verfehlt.
- Umgekehrt hört auf zu essen, wer keinen Hunger mehr verspürt. Dazu muss man sich auf die Sattheitssignale verlassen. Man muss sich darauf einlassen, sie wahrzunehmen. Nur dann bemerkt man sie wirklich.

Der Schlüssel zum Erfolg: Zum einen sollte man sich beim Essen genug Zeit nehmen, sich auf die Mahlzeit zu konzentrieren und auf nichts anderes. Zum anderen sollte man auch «lernen», in Massen zu essen, indem man seine Mahlzeiten besser vorbereitet und indem man sich einiger schlechter Angewohnheiten entledigt. Dazu gehört es, den Teller um jeden Preis leer essen zu wollen.

Ab Seite 32 wird all dies ausführlich erläutert.

Bewegung in den Alltag einbauen

Während der Ruhephase verbraucht der Körper 70 Prozent der Energie, die einer durchschnittlichen Person zur Verfügung steht. Die restlichen 30 Prozent werden für körperliche Aktivitäten gebraucht. Wer sich nun vermehrt bewegt, steigert den Energiebedarf. Der Körper wird den erhöhten Bedarf decken, indem er Fettreserven verbrennt. Zahlreiche Diäten empfehlen deshalb parallel zu gewissen Einschränkungen bei der Ernährung, ein ernsthaftes Sporttraining aufzunehmen. Diese Programme haben jedoch einen Haken: Meist nimmt der Durchhaltewille, der nötig ist, um das Training tatsächlich durchzuziehen, ab. Oft sinkt zugleich die Motivation, zu wenig oder zu eintönig zu essen, wie es die Diät verlangt. Deshalb lohnt es sich – einmal mehr –, gemässigte Ziele anzustreben. Das sind Ziele, die man einhalten kann, indem man einige der täglichen Gewohnheiten dauerhaft umstellt.

Die einfachste und effizienteste Massnahme ist es, sich mehr zu bewegen, indem man häufiger zu Fuss geht. In den westlichen Ländern kann heutzutage der Lebensstil einer Mehrheit der Personen als inaktiv bezeichnet werden, da sie es nicht einmal auf 5000 Schritte pro Tag bringen. Um ein «mässig aktives» Stadium zu erreichen, muss die Anzahl Schritte verdoppelt werden (auf 7500 bis 10 000 Schritte). Das bedeutet eine zusätzliche Strecke von durchschnittlich 3,75 km. Bei normalem Schritttempo entspricht das etwa 45 Minuten. Ab Seite 40 finden sich ausführliche Erklärungen zu diesem Thema.

In Anbetracht der oft übervollen Terminkalender sind drei Viertelstunden eine ganze Menge. Deshalb muss man sie dort unterbringen, wo man ohnehin Zeit verliert. Beispielsweise, indem man, anstatt den Anschluss abzuwarten, die letzten drei Haltestellen nicht mit dem Bus fährt, sondern zu Fuss geht. Zählt man die eingesparte Wartezeit und die Dauer der Busfahrt ab, dauert der halbstündige Fussmarsch unter dem Strich eigentlich nur 15 Minuten länger. Oder man nutzt die Mittagspause, um eine Viertelstunde spazieren zu gehen, statt noch einen gezuckerten Kaffee zu trinken. Oder noch banaler, man erhebt sich während langer Telefonate und geht im Büro auf und ab. Besonders effizient ist der Boykott von Aufzügen, vor allem wenn es hochgeht. Beim Treppensteigen verbraucht der Mensch drei Mal mehr Energie, als wenn er auf flachem Terrain geht.

Es ist empfehlenswert, ein einfaches Pedometer zu verwenden, wie es auf www.gesundheitstipp.ch/service/panmetron erhältlich ist. Dieses Gerät zählt erbarmungslos jeden Schritt. Es reicht, es jeden Morgen beim Aufstehen auf null zu stellen und sich erst schlafen zu legen, wenn die 10 000 Schritte restlos geschafft sind – auf die Gefahr hin, vor dem Schlafengehen noch einen kleinen nächtlichen Spaziergang unternehmen zu müssen. Das soll genauso zu einer Selbstverständlichkeit werden wie das Zähneputzen vor dem Schlafengehen, das man nie auslässt, auch wenn es noch so lästig ist.

Wer zusätzlich eine bis drei Trainingseinheiten pro Woche einplant, erhöht die Chancen, das optimale Gewicht zu halten. Dazu reicht Velofahren mit mittlerer Geschwindigkeit. Zu hohe Ziele bringen wenig, weil man sie auf Dauer nicht einhalten wird. Bewegung ist wichtig, denn paradoxerweise wird der Energiebedarf im Ruhezustand gesenkt, wenn man überflüssige Pfunde verliert. Man riskiert also, einen Teil oder die Gesamtheit des abgespeckten Gewichts wieder zuzunehmen, wenn die sportlichen Aktivitäten nicht zu einer ebenso gesunden Gewohnheit wie die Ernährungsumstellung werden.

Konkrete Umsetzung in sieben Etappen

Wie geht man dabei am besten vor? Das zeigen zusammenfassend folgende sieben Schritte.

Zuerst verstehen

■ **Erstens: Entdecken,** wie der Körper funktioniert. Dieser Schritt wird allen empfohlen, die erst bei diesem Kapitel mit der Lektüre des Ratgebers beginnen. Selbstverständlich ist es möglich, einfach nur die Pan-Metron-Empfehlungen zu befolgen. Doch das Wie und das Warum erleichtern die Umsetzung.

■ **Zweitens: Überprüfen,** ob man es wirklich nötig hat abzunehmen. Das Idealgewicht gibt es nicht. Ein guter Indikator ist der Body-Mass-Index (BMI), siehe Seite 9, Rechner auf www.gesundheitstipp.ch/service/panmetron. Liegt der BMI zwischen 18,5 und 25, ist die Antwort aus medizinischer Perspektive ein Nein. Liegt der BMI noch tiefer, ist die Antwort: definitiv nein! Wenn der BMI deutlich höher liegt (oberhalb 30), gilt das Gegenteil: ja, aber unter ärztlicher Kontrolle. Will jemand mit einem BMI zwischen 18,5 und 25 abnehmen, so handelt es sich meist um ein persönliches ästhetisches Anliegen, was durchaus verständlich ist. Liegt der BMI im Bereich zwischen 25 und 30, spricht man bereits von Übergewicht und es ist folglich wünschenswert, Massnahmen zu ergreifen.

In allen Fällen sollte die Latte jedoch nicht zu hoch gesetzt werden. Mehr als ein Kilogramm Gewichtsverlust pro Monat oder fünf Kilo pro Jahr empfehlen sich nicht. Dank dieser «Langsamkeit» lassen sich ernährungstechnische Einschränkungen oder ein Übermass an körperlicher Aktivität vermeiden, die auf Dauer ohnehin nicht durchgehalten werden könnten.

Im Prinzip geht es darum, in aller Ruhe seinen Lebensstil umzustellen und auf diese Weise neue Gewohnheiten zu schaffen. Gleichzeitig hat der Körper auf diese Weise genug Zeit, sich an die neue Funktionsweise zu gewöhnen, ohne in Panik zu geraten und deshalb übermässige Reserven aufzubauen – was geschähe, wenn man eine der viel zu extremen, doch populären Diäten in Angriff nähme.

■ **Drittens: Erforschen,** woher das Übergewicht kommt. Wer überflüssige Pfunde auf den Hüften hat – oder das glaubt –, beginnt am besten mit der Frage, woher sie stammen. Zu grosse Portionen? Klar, doch was spielt sonst noch mit? Das Ernährungstagebuch ist ein eher langwieriges und etwas abschreckendes Mittel, um den Ursachen auf den Grund zu gehen, doch es bleibt zweifellos die beste Lösung (siehe Seiten 26 bis 33). Unter www.gesundheits tipp.ch/service/panmetron lässt sich die Version eines Ernährungstagebuchs im Excel-Format herunterladen, die manches erleichtern wird. So hilft das Ernährungstagebuch auch, die tägliche Anzahl Kalorien noch einfacher zu bestimmen als mit dem Rechner, der im Pan-Metron-Package (siehe Seite 101) zur Verfügung steht. Wer sich dazu motivieren kann, findet im Ernährungstagebuch auch während der ersten Wochen des «Handelns» (siehe Seite 99) eine wichtige Stütze.

■ **Viertens: Erkennen,** wenn sich die Zeichen von Hunger und Sattheit bemerkbar machen. Es ist nicht allzu kompliziert, diese Empfindungen für sich neu zu entdecken, doch man muss es womöglich wieder erlernen. Erst mit ihrer Hilfe erkennt man den Hunger (man muss essen) und später die Sättigung (ich habe genug) sowie die Sattheit (mein Körper braucht nichts mehr).

Das zweite Kapitel hält dazu ab Seite 32 einige spielerische Übungen bereit. Damit die Hunger- und Sattheitssignale wieder dauerhaft erkennbar werden, muss man sie auch tatsächlich zulassen. Es ist erforderlich, ihnen genug Zeit zu geben, denn sie werden nicht unmittelbar ausgesendet. Es lohnt sich also, dem Körper die nötige Aufmerksamkeit zu schenken. Deshalb: Bitte aufhören, während des Essens zu lesen, TV zu schauen oder sich in endlose Diskussionen zu vertiefen.

Und dann handeln

■ **Fünftens: Reagieren** auf die Sattheitssignale des Körpers, so unscheinbar sie manchmal auch sein mögen. Das heisst: Aufhören mit dem Essen, wenn die Signale es von uns verlangen. Das ist wohl das Schwierigste an der ganzen Übung. Zudem steht es im Gegensatz zu dem, was uns jahrelang eingebläut wurde, nämlich: aufessen! Vielmehr ist es richtig, den Teller nicht leer zu essen, wenn man sich satt fühlt. Selbstverständlich ist es aber noch besser, den Teller von Beginn weg nur mit dem zu füllen, was man tatsächlich benötigt. Man lernt rasch, die Mengen besser einzuschätzen, wenn man sich auf frühere Erfahrungen mit dem gleichen Menü stützt.

■ **Sechstens: Anpassen** der Ernährung. Die Grundhaltung lautet: Ich esse von allem. Mit dem Pan-Metron-System fällt es aber leicht, die Mahlzeiten ausgewogener als bisher zu gestalten, indem man auf eine gleichmässige Verteilung der vier Farben achtet, die den Nahrungsmitteln je nach Nährwert und Energiedichte zugewiesen werden (siehe die Beispiele ab Seite 88).

Gleichzeitig achtet man aber auch auf die Mengen. Es führt nirgendwohin, sich den Kopf zu zerbrechen, um zwei Esslöffel Öl (rosa PM-Farbe) zu ersetzen, die benötigt werden, um 200 g Pouletbrust (dunkelgrüne PM-Farbe) für eine Person anzubraten. Viel eher lohnt es sich, die Fleischportion zu halbieren, womit auch die Ölmenge auf einen Esslöffel reduziert werden kann.

Gerade deshalb ist der Gebrauch des Pan-Metron-Rechners zumindest in einer ersten Phase äusserst wertvoll. Er greift auf eine Datenbank zurück, die mehr als 1400 Nahrungsmittel umfasst, und dient dazu, sich die Methode «anzueignen». Der Rechner ist Bestandteil des Pan-Metron-Packages, das auf der gleichnamigen Webseite erworben werden kann.

In einer zweiten Phase sollten die PM-Farben genügen. Einerseits hat man in der Zwischenzeit Erfahrungen gesammelt, andererseits auch schon etliche Rezepte analysiert und im Pan-Metron-Rechner abgespeichert. Da es nicht ganz einfach ist, sich alle Rezepte zu merken, hat der Gesundheitstipp auch eine Applikation für das Smartphone (Android oder iPhone) mit den vier PM-Farben entwickelt. Diese App lässt sich auch ohne Internetverbindung nutzen, etwa vor dem Regal im Supermarkt (siehe Seite 106).

■ **Siebtens: Aktiv werden,** sofern man wie die meisten Personen in den Industrieländern zur Gruppe der «Inaktiven» gehört, die sich weniger als 5000 Schritte pro Tag bewegen. Die Herausforderung besteht darin, diese Zahl zu verdoppeln, und zwar mit Hilfe eines kleinen Schrittzählers. Ein solches Pedometer kann man über die Website www.gesundheitstipp.ch/service/panmetron erwerben (siehe Seite 43). Anfangs ist es sicher nicht ganz einfach, sich die zusätzlichen Schritte zur Gewohnheit zu machen. Doch die neue Aktivität wird bald so selbstverständlich sein wie das Duschen oder Zähneputzen. Durch die zusätzlichen Schritte erhöht sich der Energiekonsum und somit auch die Fettverbrennung dauerhaft. Dies zeigt die Tabelle auf Seite 135 oder der Rechner im Pan-Metron-Package auf www.gesundheitstipp.ch/service/panmetron, der mehr als 850 Aktivitäten umfasst.

Um den erwünschten Effekt zu erzielen, sollte man mindestens ein Drittel des täglichen Fussmarsches in einem etwas höheren Tempo absolvieren. Es reicht bereits, ganz leicht ausser Atem zu kommen. Allzu schnelles Gehen ist nicht nötig. Wenn man sich damit begnügt, die 10 000 Schritte hinter sich zu bringen, ergibt sich der Rest von selbst.

Ideal wäre es, wenn man darüber hinaus Gefallen daran fände, regelmässig Sport zu treiben. Das kann im Team oder alleine sein. Auch hier gilt es, seinen Ehrgeiz zu zügeln! Um auf Dauer ein überzeugendes Resultat zu erzielen, braucht es ausreichend Durchhaltewillen. Deshalb ein letztes Mal Pan Metron: Man darf durchaus ehrgeizig sein, aber man sollte Schritt für Schritt vorwärtsgehen, ohne Zwischenetappen zu überspringen.

Pan-Metron-Angebote im Internet

Um einige der in diesem Ratgeber beschriebenen Berechnungen zu vereinfachen, hat der Gesundheitstipp eine Website erstellt.

Dort stehen zahlreiche Multimedia-Instrumente zur Verfügung, die helfen, sich das Pan-Metron-System mit seinen vier Farben zu eigen zu machen: www.gesundheitstipp.ch/service/panmetron.

BMI-Rechner (frei zugänglich)
Der Body-Mass-Index ist die einzige verlässliche Referenz für das Körpergewicht. Seine Berechnung ist nicht sehr kompliziert. Anhand der Tabelle auf Seite 130 können die meisten Leserinnen und Leser allein anhand ihres Gewichts und ihrer Körpergrösse schon jetzt die verschiedenen Stadien ablesen – Untergewicht, Normalgewicht, Übergewicht, leichte Fettleibigkeit, starke Fettleibigkeit oder massive Fettleibigkeit.

Der Rechner ist jedoch präziser. Zudem bezieht er Grössen unter 1,50 m und über 1,92 m ebenso mit ein wie auch Körpergewichte unter 42 kg und über 100 kg.

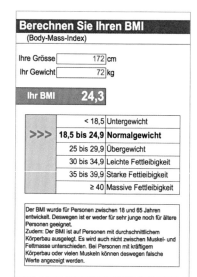

Berechnen Sie Ihren BMI	
(Body-Mass-Index)	
Ihre Grösse	172 cm
Ihr Gewicht	72 kg
Ihr BMI	**24,3**

	< 18,5	Untergewicht
>>>	**18,5 bis 24,9**	**Normalgewicht**
	25 bis 29,9	Übergewicht
	30 bis 34,9	Leichte Fettleibigkeit
	35 bis 39,9	Starke Fettleibigkeit
	≥ 40	Massive Fettleibigkeit

Der BMI wurde für Personen zwischen 18 und 65 Jahren entwickelt. Deswegen ist er weder für sehr junge noch für ältere Personen geeignet.
Zudem: Der BMI ist auf Personen mit durchschnittlichem Körperbau ausgelegt. Es wird auch nicht zwischen Muskel- und Fettmasse unterschieden. Bei Personen mit kräftigem Körperbau oder vielen Muskeln können deswegen falsche Werte angezeigt werden.

Ernährungstagebuch A

Dies ist die erste Phase des Ernährungstagebuchs («Schritt für Schritt zum richtigen Gewicht»): Notieren Sie in der ersten Kolonne, wo und wann, sowie in der dritten, was Sie gegessen haben. Versuchen Sie abzuschätzen, wie viel Sie davon gegessen haben, und tragen Sie es in der dritten Kolonne ein. Halten Sie in der vierten Kolonne Ihre körperlichen Aktivitäten fest (ohne zu Fuss gehen). Addieren Sie am Ende der Woche alle Zeilen – vergessen Sie nicht die negativen Werte bei den körperlichen Betätigungen.

Beispiel:

Wo, wann?	Was?	Wie viel?	Körperliche Betätigung	Kalorien
Zu Hause, 6.45 Uhr	2 Scheiben Brot	2 * 30g		
	Butter	10 g		
	1 Kaffee	1,5 dl		
	2 Stück Zucker	10 g		
	1 Orangensaft	2 dl		
Im Geschäft, 10 Uhr	1 Wasser Evian	3 dl		
	1 Schokoriegel Bounty	60 g		
Im Park, 12 Uhr			Jogging (45 Min.)	

Tipp: So fügen Sie eine weitere formatierte Zeile zu Ihrer Tagesbilanz hinzu. Wählen Sie zuerst die orange Linie an, indem Sie links auf die entsprechende Zeilennummer klicken. Klicken Sie am oberen Bildschirmrand auf «Einfügen» und dann auf «Zeilen». Die Höhe wird automatisch angepasst.

WOCHE 1

Ihr Ausgangsgewicht | 72 | Kilo   (muss nur Anfang Woche eingetragen werden)

> TAG 1 | Sonntag, 7. Juli 2013 | Geben Sie das Datum im Format 18.3.13 ein

Wo, wann?	Was?	Wie viel?	Körperliche Betätigung	Kalorien
				2050

Stand Schrittzähler | 10 200 | Schritte

Tagebuch (frei zugänglich)

Das online erhältliche Ernährungstagebuch besteht aus zwei Dokumenten im Excel-Format, die nur noch ausgefüllt werden müssen. Der Aufbau entspricht den Beispielen auf den Seiten 28 und 33. Das Ernährungstagebuch hilft zu verstehen, wann, wie und weshalb jemand zunimmt.

■ Das erste Heft, das während ein oder zwei Wochen geführt werden sollte, ermöglicht die Analyse der Ernährung über diesen Zeitraum.

Es erlaubt auch festzustellen, welcher Energiebedarf dem aktuellen Lebenswandel entspricht (siehe Seite 27 und folgende).

■ Das zweite Heft, das ebenfalls ein bis zwei Wochen geführt wird, geht mehr ins Detail. Es hilft bei der Beantwortung einer Schlüsselfrage: Weshalb esse ich mehr, als ich eigentlich essen will?

Energiebedarf (Package)

All jene, die nicht genug Geduld aufbringen, um während ein oder zwei Wochen das Ernährungstagebuch zu führen, können auf die ernährungswissenschaftlichen Formeln von Black et al, Bouchard und Bélanger zurückgreifen, die in den Pan-Metron-Rechner integriert sind. Letztere erlaubt es, den Energiebedarf eines Individuums zu ermitteln, und zwar anhand von Kriterien wie Geschlecht, Grösse, Gewicht, Grad der körperlichen Aktivität und anderen Kriterien. Das Resultat bleibt aber ein Näherungswert (siehe Seite 28).

Energieverbrauch (Package)

Der Energieverbrauch einer halben Stunde Schneeschaufeln oder Möbelverschieben entspricht bei Personen mit 50 Kilogramm Körpergewicht ungefähr 158 Kalorien, aber 189 Kalorien bei einer Person, die 60 Kilos auf die Waage bringt, 221 Kalorien bei 70 Kilogramm und 252 Kalorien bei 80 Kilogramm. Die Tabellen auf den Seiten 134 bis 137 enthalten Informationen zu einer Vielzahl von täglichen Aktivitäten, zu Fortbewegungsarten zu Fuss (Gehen, Laufen) und zu Sportarten für Personen zwischen 50 und 80 Kilo (in Zehnertranchen).

Der Pan-Metron-Rechner erlaubt es, den Energieverbrauch für die 850 körperlichen Aktivitäten, die im «Compendium of Physical Activities Tracking Guide» bewertet wurden, in Abhängigkeit zum eigenen Körpergewicht und der Dauer der Aktivität zu berechnen. Einige aufgeführte Aktivitäten sind seltsam, zum Beispiel die Jagd auf Eichhörnchen (3 METS) oder auf Auerhühner (das Doppelte!), Doppelfenster einsetzen (5 METS), in der Kirche singen (2 METS). Daraus kann wohl geschlossen werden, dass die Auswahl ziemlich umfassend ist.

Trainingsfortschritte (Package)

Körperliche Trainingsfortschritte misst man anhand eines Werts, den Sportler «VO$_2$max» nennen. Es handelt sich um das maximale Sauerstoffvolumen, das wir aufnehmen können, während wir unsere Muskeln belasten (siehe Seite 46). Die Berechnung des

---

Ihr Energiebedarf

Black et al. (1996) und Bouchard & Bélanger (2005)

Geschlecht	Mann
Körperliche Betätigung	aktiv
Grösse	172 cm
Gewicht	75 kg
Alter (mind. 18 Jahre)	58 Jahre

Energiebedarf * **2036** kcal/Tag

* für das aktuelle Gewicht

> **Inaktiv:** Geringe körperliche Betätigung. Arbeit vor allem am Computer, selten zu Fuss unterwegs, kein Sport.
> **Aktiv:** Mässige körperliche Betätigung. Physisch wenig anstrengende Arbeit, geht regelmässig zu Fuss, steht häufig. Keine regelmässige sportliche Aktivität
> **Sportlich:** Hohe körperliche Betätigung. Physisch anstrengende Arbeit, geht regelmässig zu Fuss, steht häufig. Betreibt viel Sport.

Achtung: Dies sind nur Schätzwerte. Führen Sie während ein bis zwei Wochen ein Ernährungstagebuch, um genauere Resultate zu erhalten.

Ihr VO$_2$ max

Der Test besteht darin, die Geschwindigkeit zu messen mit der ein Individuum 1600 m ohne Steigung absolvieren kann, mit kräftigen Schritten (ohne dabei seine Kräfte zu erschöpfen) und in einem gleichmässigen Rhythmus. Sobald diese Übung geschafft ist, wird der Puls gemessen, um die Herzfrequenz (Herzschlag pro Minute) zu bestimmen.

Geschlecht	Frau	
Ihr Alter	32	Jahre
Ihr Gewicht	55	kg
	min	sec
Laufzeit	15	40
Anzahl Herzschläge	125	pro Minute

Ihr VO$_2$ **45** ml/kg/Min.

Energieverbrauch

Mit Hilfe dieses Rechners kann der Energieverbrauch einer körperlichen Aktivität eingeschätzt werden. Der Verbrauch wird in MET (Metabolic Equivalent of Task) ausgedrückt und variiert in Abhängigkeit der Aktivität, deren Dauer sowie Ihres Körpergewichts.
Die Aktivitäten sind im "Compendium of Physical Activities Tracking Guide", einer wissenschaftlichen Referenz auf diesem Gebiet ausführlich erfasst. Teilweise sind die verzeichneten Aktivitäten gar eines Préverts würdig: Eichhörnchenjagd, "jeu de palets" (aus Frankreich stammendes Präzisionsspiel mit Wurfscheiben), in der Kirche singen...

Ihr Gewicht | 72 | kg

Dauer der Aktivität | 60 | Minuten

Auswahl der Aktivität (anklicken):

> Sportliche Aktivitäten	> Garten
> Fussmarsch	> Fischerei und Jagd
> Laufen	> Tanz
> Fahrradfahren	> Musizieren
> Sportarten	> häusliche Betätigungen
> Wassersport	> Reparaturen am Haus
> Körperpflege	> winterliche Aktivitäten
> Inaktivität, Erholung, leichte Belastung	> religiöse Aktivitäten
> Beruf	> Freiwilligenarbeit
> Transport	> Verschiedenes

⬇⬇

SPORTLICHE AKTIVITÄTEN	METS	KALORIEN-VERBRAUCH
Wasseraerobic, Schwedische Wassergymnastik, Übungen im Wasser	5.3	401 kcal
Sprudelbad, sitzend	1.3	98 kcal
Übungen mit dem Gymnastikball, Übungen mit dem Fitball	2.8	212 kcal
Springseil, allgemein	12.3	930 kcal
Gymnastikkurs (zum Beispiel Aerobic, Aquagym)	6.8	514 kcal
Circuit-Training, mit Hanteln, einschliesslich Aerobic-Übungen mit minimaler Erholungszeit, hohe Belastung	8.0	605 kcal
Circuit-Training, mässige Belastung	4.3	325 kcal
Widerstandstraining (Gewicht), mehrere Übungen, 8-15 Wiederholungen mit unterschiedlichem Widerstand	3.5	265 kcal
Widerstandstraining (Gewicht), Squats, langsame oder explosive Belastung	5.0	378 kcal
Widerstandstraining (Gewichtheben, freie Gewichte, Nautilus oder Universal), Power-Lifting oder Body-Building, hohe Belastung (Taylor Code 210)	6.0	454 kcal
Übungen zu Hause, allgemein	3.8	287 kcal
Fitness-Kurs, Konditionstraining	7.8	590 kcal
Fitness-Kurs, allgemein (Taylor Code 160)	5.5	416 kcal
Übungen Fitnessclub, allgemein, Gymnastik/Krafttraining in derselben Lektion	5.0	378 kcal

VO$_2$max basiert auf Messungen, die nach einem Fussmarsch von 1,6 km durchgeführt werden.

Die Anwendung der Formel, die in Abhängigkeit von Geschlecht, Alter, Gewicht und Herzschlag variiert, ist ziemlich langwierig. Unser Rechner ermittelt sie sehr präzise und in nur wenigen Sekunden.

Pan-Metron-Rechner (Package)
Momentan umfasst der Rechner um die 1450 Nahrungsmittel. Für jedes davon ist die Menge (für 100 g) der 23 Nährstoffe eingegeben, aus denen sich der GES-Wert zusammensetzt, sowie der drei Nährstoffe, aus denen sich der LIM-Wert zusammensetzt (siehe Seite 49). Diese Angaben sind mit der Energiedichte kombiniert, worauf den einzelnen Nahrungsmitteln eine der vier PM-Farben zugewiesen wurde.

In der Pan-Metron-Datenbank stehen weitere Informationen zur

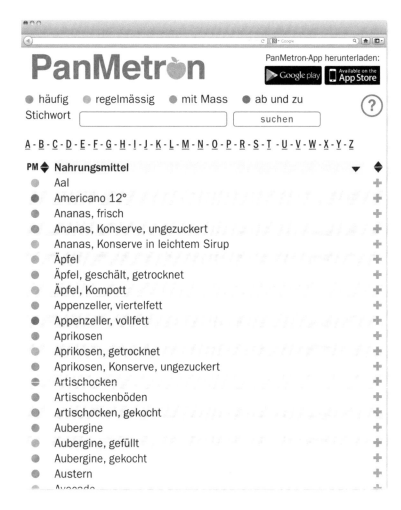

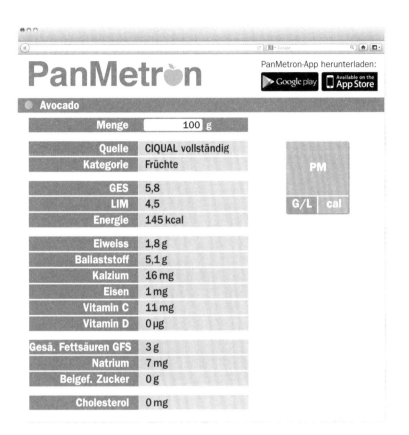

PanMetr🍎n

PanMetron-App herunterladen:
Google play · Available on the App Store

Avocado	
Menge	100 g

Quelle	CIQUAL vollständig
Kategorie	Früchte

GES	5,8
LIM	4,5
Energie	145 kcal

Eiweiss	1,8 g
Ballaststoff	5,1 g
Kalzium	16 mg
Eisen	1 mg
Vitamin C	11 mg
Vitamin D	0 µg

Gesä. Fettsäuren GFS	3 g
Natrium	7 mg
Beigef. Zucker	0 g

Cholesterol	0 mg

PM

G/L | cal

Verfügung, zum Beispiel der Cholesterinwert oder die Alkoholmenge. Die Suche erfolgt über ein Stichwortverzeichnis oder mit Hilfe einer integrierten Suchfunktion.

Im Dossier jedes Nahrungsmittels finden sich an allererster Stelle die Punktzahl des GES- und LIM-Index, die Energiedichte sowie eine ganze Serie weiterer wichtiger Werte. Diese Angaben können je nach Menge des ausgewählten Nahrungsmittels verändert werden.

Zudem lassen sich die generellen Werte von GES und LIM sowie die gesamte Kalorienzufuhr für ein ganzes Rezept berechnen. Dieses Rezept kann man auch in die Berechnung eines ganzen Tages einfügen. So kann die tatsächliche Ernährung mit der empfohlenen Nährstoffzufuhr verglichen werden. Rezepte und Tagesbilanzen können im PDF-Format abgespeichert werden. Dadurch bleibt es dem Nutzer erspart, jedes Mal von Neuem Nahrungsmittel um Nahrungsmittel herauszusuchen.

App für Smartphones
Ist die Lernphase abgeschlossen, genügt meist eine Analyse der vier PM-Farben, wie es ab Seite 88 beschrieben ist. Es geht also nur noch darum, sich die Farben zu

merken. Bei Früchten und Gemüse, die grösstenteils in den dunkelgrünen Bereich fallen, bereitet das kaum Kopfzerbrechen. Bei Fleisch, Milchprodukten oder stärkehaltigen Nahrungsmiteln aber sieht die Situation ein bisschen anders aus.

Wer einmal unschlüssig ist, kann bequem auf die Pan-Metron-Applikation für Smartphones zurückgreifen. Sie ist für Android-Geräte ebenso wie für iPhones verfügbar. Dabei ist es egal, ob man sich gerade in einem Supermarkt oder in der Küche befindet. Die Daten sind auf dem Gerät gespeichert, eine Internetverbindung ist zur Nutzung der App nicht nötig. Auch hier erfolgt die Suche entweder über ein Stichwortverzeichnis oder mit Hilfe einer Suchfunktion.

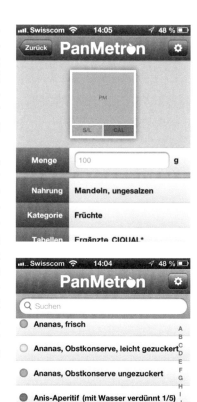

Einblick in verblüffende Zusammenhänge

Welche Nahrungsmittel enthalten besonders viele Vitamine, Mineralien, Ballaststoffe oder Spurenelemente? Welche Arten von Eiweiss sind für den Körper besonders wertvoll? Was kennzeichnet die berüchtigten Transfette? Ein Einblick in das komplexe System der Verdauung.

Weshalb isst man? Um zu überleben! Damit das Herz schlägt, die Muskeln zupacken, das Gehirn arbeitet, aber auch damit die Lungen, Nieren, Drüsen und die Leber funktionieren. Ohne die «Brennstoffe», die von Nahrungsmitteln geliefert werden, könnten diese Organe ihre Aufgabe nicht erfüllen.

Damit er die Nährstoffe aufnehmen kann, verwandelt der Körper die Nahrung zuerst in Brei. Dieser Brei kann anschliessend sofort verwertet, im Körper eingelagert oder in Form von Exkrementen ausgeschieden werden. Der gesamte Verdauungsvorgang spielt sich auf einem 6 Meter langen Weg vom Mund bis zum Anus ab. Dabei übernehmen die Leber und die Bauchspeicheldrüse wesentliche Funktionen (siehe Grafik unten).

Eine Frucht, ein Stück Fleisch oder der zum Mund **1** geführte Reis wird sofort kauend in kleine Partikel umgewandelt. Der Speichel greift diese Teilchen an. Er belässt es nicht dabei, diese Nahrungsteile nur zu befeuchten. Vielmehr schmiert er sie zusätzlich, um den Transport zum Magen zu erleichtern und bereits den Verdauungsprozess einzuleiten.

Danach gelangen die Nahrungsteile in die Speiseröhre **2**, die sie mit Kontraktionen ihrer Ringmuskulatur relativ rasch in Richtung Magen **3** weiterschiebt. Dort werden sie durchgeknetet und gemischt, ähnlich wie in einer Waschmaschine. Statt Waschmittel kommen jedoch Verdauungssäfte, nämlich Salzsäure und Proteasen, zum Einsatz. Weiter verkleinert wird die Nahrung so zum relativ flüssigen Speisebrei, der zur Hälfte aus Wasser besteht. Nur eine einzige Substanz kann diesen Vorgang umgehen: der Alkohol.

Je nach Art der eingenommenen Nahrung folgt nach einer bis vier Stunden die grosse Entleerung. Der Speisebrei wird dabei in den Zwölffingerdarm (Duodenum) **4** weiterbefördert. In dieser Phase

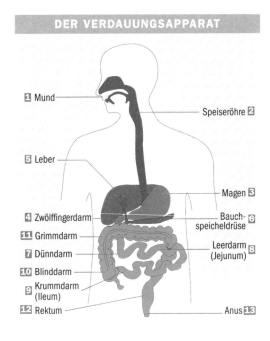

DER VERDAUUNGSAPPARAT

1 Mund
Speiseröhre **2**
5 Leber
Magen **3**
4 Zwölffingerdarm
Bauchspeicheldrüse **6**
11 Grimmdarm
Leerdarm (Jejunum) **8**
7 Dünndarm
10 Blinddarm
9 Krummdarm (Ileum)
12 Rektum
Anus **13**

des Verdauungsprozesses kommen die Gallensäfte, die von der Leber 5 produziert werden, und das Sekret der Bauchspeicheldrüse 6 zum Einsatz.

Bis zu diesem Zeitpunkt hat der Körper praktisch nichts von der aufgenommenen Nahrung genutzt. Absorbiert werden die Nährstoffe – dazu gehört alles, woraus die Nahrungsmittel bestehen und was der Körper benötigt oder benötigen könnte – erst in der zweiten Hälfte des Dünndarms 7, im Leerdarm (Jejunum) 8 und danach im Krummdarm (Ileum) 9. Wie in der Folge beschrieben, dringen die Nährstoffe durch die Darmwand und bewegen sich über das Blut und die Lymphe dorthin, wo sie gebraucht werden.

Was vom Speisebrei übrig bleibt, verfolgt seinen Weg weiter über den Dickdarm, der aus dem Blinddarm 10 und dem Grimmdarm 11 besteht, und das Rektum 12 bis hin zum Anus 13. Von den 0,5 bis 1 Liter Speisebrei, die den Prozess täglich durchlaufen, werden nur 0,5 bis 2 Deziliter in Exkremente

umgewandelt. Den Rest – vor allem Wasser, aber auch Salze und Vitamine, die von Bakterien synthetisiert werden – nimmt der Körper auf und speichert ihn.

So viel zur Funktionsweise des Verdauungsapparats im Allgemeinen. Je nach Art der Speise unterscheiden sich die Verdauung und die Aufnahme der Nährstoffe, ihre Speicherung und die Ausscheidung zum Teil stark. Dieser Umstand ist entscheidend, wenn man sein Gewicht in den Griff bekommen möchte. Fasern und andere Ballaststoffe verändern sich beispielsweise nicht. Sie werden deshalb unweigerlich in Form von Exkrementen wieder ausgeschieden.

Verdauung der verschiedenen Nährstoffe

Lebensmittel bestehen aus Makronährstoffen einerseits – das sind Fett, Eiweiss sowie Kohlenhydrate – und aus Mikronährstoffen. Zu Letzteren gehören Mineralien, Vitamine und Spurenelemente. Die

Sodbrennen

Wenn der Nahrungsbrei den Mageneingang erreicht, gelangt er zuerst durch eine Art Schleuse, die Cardia. Sie zieht sich hinter ihm zusammen und schliesst ihn so definitiv ein.

Ist diese Schleuse undicht, werden die Magensäfte, einschliesslich der Säure, zurück in den Hals gedrängt. Dort greifen sie die Wände der Speiseröhre an und lösen so das berüchtigte Sodbrennen aus.

6
Alles über Nahrung und Verdauung

Aufspaltung

Wenn der Magen und der Zwölffingerdarm ihre Aufgaben erledigt haben, sind die wichtigsten Nährstoffe aufgespaltet:

■ das Eiweiss in Aminosäuren;

■ die Kohlenhydrate in Glucose und andere Einfachzucker (Monosaccharide);

■ das Fett in Fettsäuren und Glycerol.

Diese Nährstoffe stehen nun alle dem Körper zur Verfügung.

Die innere, sehr dünne Wand des Dünndarms besteht aus unzähligen Falten, deren Oberfläche insgesamt ungefähr 200 Quadratmeter gross ist. Die Falten sind mit Darmzotten besetzt, einer Art sehr feiner Fransen. Schleimzellen schützen die Darmwand mit einem speziellen Gel vor aggressiven Verdauungssäften. Um zu den Blut- und Lymphgefässen in den Darmzotten zu gelangen, müssen die Nährstoffe die Saumzellen (Enterozyten) auf der Oberfläche durchqueren. Danach strömen die Nährstoffe dorthin, wo sie der Körper in der Muskulatur braucht oder in den Fettzellen einlagern will.

vom Körper benötigte Energie wird einzig durch die Makronährstoffe geliefert:

■ 4 kcal pro Gramm bei Kohlenhydraten und Eiweiss;

■ 9 kcal pro Gramm beim Fett.

Auch die Mikronährstoffe sind äusserst wichtig für den Körper, obschon sie nur in sehr geringen Mengen vorkommen (teilweise nur wenige Milligramm oder sogar Mikrogramm). Einige davon, beispielsweise die Vitamine, können nur über die Nahrung aufgenommen werden.

Obschon auch Alkohol Kalorien enthält (7 kcal pro Gramm), wird er nicht als Nährstoff bezeichnet, da er nicht wirklich einen Beitrag zum guten Funktionieren des Körpers leistet. Hingegen wird empfohlen, täglich 1,5 bis 2 Liter Wasser zu trinken, da Wasser das einzige Getränk ist, auf das der Körper nicht verzichten kann.

Dieses Kapitel beschränkt sich auf die Behandlung der Nährstoffe, die für den Pan-Metron-Ansatz von Bedeutung sind.

Eiweiss

Eiweiss (auch Protein) ist für den Körper unbedingt notwendig, weil die Zellen sonst weder ersetzt noch repariert werden können. Eine weitere Folge wäre eine Schwäche des Immun- sowie des Hormonsystems. Ein Grossteil des Eiweisses wird aus Proteiden gebildet, die aus tierischen Produkten wie weissem und rotem Fleisch, Fisch, Krustentieren, Eiern, Milchprodukten und pflanzlichen Produkten wie Gemüse und Getreide stammen. Da die Zellen zerfallen und ständig erneuert werden müssen, ist es lebenswichtig, täglich genug Protein zu konsumieren.

■ **Aminosäuren:** Man kann Eiweiss vereinfacht als lange (mehr oder weniger in sich abgeschlossene) Ketten aus variablen Aminosäuresequenzen darstellen.

Insgesamt gibt es etwa zwanzig verschiedene Aminosäuren. Der

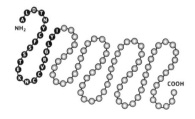

Körper kann die Hälfte davon selbst herstellen. Hingegen werden acht Aminosäuren als essenziell bezeichnet, da der Körper nicht fähig ist, sie selbst zu produzieren: Isoleucin, Leucin, Lysin, Methionin, Phenylalanin, Threonin, Triptophan und Valin. Zwei andere Aminosäuren – Arginin und Histidin – sind nur fürs Wachstum unabdingbar. Tyrosin wiederum, das zu den nicht essenziellen Aminosäuren gezählt wird, kann bei älteren Personen oder im Fall von bestimmten Erkrankungen zu einer essenziellen werden. Damit wird klar: Es ist wichtig, regelmässig aminosäurehaltige Nahrungsmittel zu sich zu nehmen, und zwar in ausreichender Menge.

Bester Lieferant von Aminosäuren ist tierisches Eiweiss aus weissem und rotem Fleisch inklusive Innereien und Wurstwaren, Fisch und Krustentieren, Eiern, Milchprodukten, da es alle essenziellen Aminosäuren enthält.

Eiweiss aus pflanzlichen Produkten hingegen, also von Hülsenfrüchte wie Linsen, Kichererbsen, trockenen Bohnen, Tofu, Weizen und seinen Folgeprodukten wie Brot, Teigwaren, von Gerste, Hafer, Reis oder Mais, enthält in der Regel nicht alle essenziellen Aminosäuren. Getreide zum Beispiel enthalten praktisch kein Lysin, Hülsenfrüchte nur sehr wenig Methonin; zu den Ausnahmen gehören Soja und Quinoa. Veganer oder Personen, die sich nicht regelmässig Fleisch oder Fisch leisten können, müssen deshalb ihre Menüs bewusster zusammenstellen. Deshalb wird mit dem Couscous in den nordafrikanischen Ländern oft Kichererbsen serviert oder in Indien der Reis meist mit Linsen kombiniert.

■ **Verdauung:** Während des Verdauungsprozesses wird Eiweiss zuerst durch die Magenenzyme und später durch die Darmenzyme in seine Bestandteile, die Aminosäuren, zerlegt. Über das Blut werden die Aminosäuren zur Leber befördert, wo die Synthese stattfindet. Je nach Bedarf geschieht dies wie folgt: Die Leber verwandelt die Aminosäuren in andere Aminosäuren und sendet sie zu jenen Zellen, die sie gerade benötigen; sie verändert die Aminosäuren chemisch, um daraus Energie zu gewinnen; oder sie wandelt die Aminosäuren in Harnstoff um, in jene Form also, in der sie schliesslich vom Körper ausgeschieden werden.

Bei der Gewichtskontrolle hat Eiweiss zwei Vorteile: Der Kaloriengehalt ist mit 4 kcal pro Gramm weit tiefer als bei Fett (9 kcal pro Gramm), und bei seiner Verdauung werden 25 Prozent davon verbrannt, während es bei Fett nur 3 Prozent sind. Ausserdem hat Eiweiss eine stark sättigende Wirkung, was auch den Aufschwung von Protein-Diäten wie der Dukan-Diät erklärt, die allerdings mittel- und langfristig zu Problemen führen (siehe Kapitel 1).

Dennoch hat Eiweiss nicht nur Vorteile. Denn wenn es aus tierischen Quellen stammt, enthält es automatisch gesättigte Fettsäuren (siehe Seite 113). Zudem entsteht bei der Verdauung von Eiweiss Stickstoff. Er ist zwar unentbehrlich, weil der Körper ihn nicht selber oxidieren kann. Doch Stickstoffüberschüsse müssen in Harnstoff umgewandelt werden, damit sie über den Urin ausgeschieden werden können. Das führt dazu, dass zugleich das wertvolle Kalzium ausgeschwemmt wird (siehe Seite 124). Es besteht auch eine gewisse Gefahr, dass dabei die Nieren überbeansprucht und geschädigt werden.

Kurzum: Nicht zu viel Eiweiss essen, aber auch nicht zu wenig! 1,5 g pro Kilogramm Körpergewicht genügen vollauf. Für eine Person mit einem Gewicht von 70 kg entspricht das 105 g pro Tag. Um die Nieren zu schonen, sollte man höchstens 120 g Eiweiss pro Tag zu sich nehmen, selbst bei einem Körpergewicht von 80 kg und mehr.

Eiweissgehalt	g pro 100 g
Parmesan	39
Bündnerfleisch	37
Reh, gebraten	33
Rind, gedämpft	32
Kalb, Schnitzel	31
Thunfisch	30
Poulet, gebraten	29
Greyerzer Käse	28
Kalbsleber	25
Forelle	20
Blutwurst	15
Stockfisch-Kroketten	10
Saubohnen	5
Peterli	3
Kartoffeln	2
Peperoni	1
Wasser, Öl	0

QUELLE: CIQUAL 2012

Fett

Fette (auch Lipide) sind die am stärksten konzentrierte Energiequelle (9 kcal pro Gramm). Wenn alles gut läuft, ist das ein Vorteil. Wenn man das Gewicht stabilisieren oder wenn man sogar abnehmen möchte, erweist es sich hingegen als gewaltiges Problem.

Fest steht, dass man ohne Fett nicht leben kann. Es beschafft die fettlöslichen Vitamine (siehe Seite 120) und die essenziellen Fettsäuren. Es gilt deshalb, zwischen gutem Fett und weniger gutem Fett zu unterscheiden, ohne Fett gänzlich wegzulassen, wie es gewisse Gurus von Pseudo-Diäten zu predigen pflegen.

Ein wenig Biologie ist an dieser Stelle unumgänglich, da die Qualität der Fette von der Molekularstruktur der Fettsäuren abhängig ist. Die einfach gehaltenen Erläuterungen erleichtern es, gewisse Behauptungen übers Abnehmen richtig einzuordnen und die Nährmittelangaben auf den Lebensmittelverpackungen korrekt zu interpretieren.

■ **Aufbau:** Die Mehrheit der Lipide sind Triglyceride. Gespeichert sind sie in den Adipozyten, also in den Milliarden Zellen, die das Fettgewebe des Körpers bilden. Wie es ihr Name erahnen lässt, bestehen Triglyceride aus Glycerol, das bei Bedarf in den Einfachzucker Glucose umgewandelt werden kann, sowie aus drei Fettsäuren (siehe folgende Illustration).

Fettsäuren bestehen aus Kohlenstoff- (C), Wasserstoff- (H) und Sauerstoffatomen (O). Sie sind in

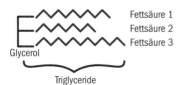

Fettsäure 1
Fettsäure 2
Fettsäure 3

Glycerol

Triglyceride

Form einer Kette von Kohlenstoffatomen angeordnet; am einen Ende befindet sich eine Säure. Die Kombinationen an den beiden Enden der Kette werden Methyl- und Carboxylgruppe genannt (siehe Illustration unten). Jede Gruppe enthält jeweils mindestens ein Kohlenstoffatom und ein Wasserstoffatom, meistens jedoch zwei Wasserstoffatome und ein Kohlenstoffatom.

Fett   Säure

$$H-C-C-C-C-C-C\overset{\displaystyle O}{\underset{\displaystyle O-H}{}}$$

Methyl-   Kohlenstoff-   Carboxylgruppe   kette CH$_2$ gruppe

Ist die Kohlenstoffkette regelmässig, so gruppieren sich stets zwei Wasserstoff- und ein Kohlenstoffatom (CH$_2$). Wenn keine Ausnahme von diesem Muster vorkommt (siehe Illustration unten), so handelt es sich um eine gesättigte Fettsäure. Ein Beispiel dafür ist die Butter.

Es gibt aber auch Kohlenstoffketten mit einer Unregelmässigkeit. Es fehlt ein Wasserstoffatom, stattdessen gibt es an dieser Stelle ein Kohlenwasserstoffmolekül mit einer Doppelbindung

(siehe Illustration unten). Dabei handelt es sich um eine einfach ungesättigte Fettsäure. Ein Beispiel dafür ist Olivenöl.

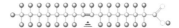

Manche Ketten weisen mehrere Ausnahmen auf. Das heisst, es fehlen mehrere Wasserstoffatome, die durch ebenso viele Kohlenwasserstoffmoleküle mit Doppelbindung ersetzt werden (siehe Illustration unten). Bei einer solchen Kette handelt es sich um eine mehrfach ungesättigte Fettsäure. Ein Beispiel dafür ist Sonnenblumenöl.

Die Länge der Kohlenstoffkette (CH$_2$) kann zwischen 2 und 22 Verbindungen variieren, je nach Art der Fettsäure. Die Wissenschafter bezeichnen die Ketten, indem sie erst die Anzahl Kohlenstoffatome und danach die Anzahl der Doppelverbindungen angeben. Bei der Linolsäure (siehe Seite 115) sieht das so aus: «C18:2». Es handelt sich also um 18 Kohlenstoffatome und 2 Doppelverbindungen.

Teilweise wird dieser Code durch die Position der Doppelverbindungen ergänzt. Linolsäure wird so als «C18:2, Omega-6, 9» codiert. Daher stammt die Bezeichnungen Omega-3, -6 oder -9.

■ **Gesättigte Fettsäuren (GFS):** Die Fettsäuren können auf diese Weise in drei grosse Kategorien eingeteilt werden: gesättigte, einfach ungesättigte und mehrfach

Die Cholesterinsaga

Der Streit ums Cholesterin begann in den 1950er-Jahren mit den ersten Studien, die den Cholesterinwert im Blut und verschiedene Krankheiten des Herz-Kreislauf-Systems in einen Zusammenhang stellten. 30 Jahre später entwickelte sich aus dieser Debatte eine richtiggehende medizinische Obsession.

Cholesterin ist für unseren Körper notwendig, da es an zahlreichen biochemischen Prozessen beteiligt ist. Ein Beispiel dafür ist die Herstellung von Gallenflüssigkeit, die für die Verdauung von zentraler Bedeutung ist. Entgegen einer weitverbreiteten Annahme kann allerdings genau genommen nicht zwischen «gutem» oder «schlechtem» Cholesterin unterschieden werden, denn es existiert nur ein einziges Cholesterin-Molekül.

Cholesterin ist in Wasser praktisch unlöslich und benutzt deshalb spezialisierte Eiweisse, sogenannte Lipoproteine, um sich im Blut fortzubewegen. Eine Kategorie davon, die sogenannten Lipoproteine niedriger Dichte (abgekürzt LDL für low density lipoprotein), transportiert das Cholesterin von der Leber in die Arterien, wo es dazu tendiert, sich an den Wänden festzusetzen.

Eine andere Kategorie von Proteinen, die sogenannten Proteine hoher Dichte (HDL für high density lipoprotein), übernimmt genau die entgegengesetzten Aufgaben: Es transportiert den Überschuss an Cholesterin zurück zur Leber, wo er abgebaut und schliesslich ausgeschieden wird. Dabei werden gleichzeitig auch die Arterien vom Cholesterin befreit, das sich auf dem Hinweg an den Wänden fest-gesetzt hat. Solange der HDL-Spiegel höher ist als der LDL-Spiegel, ist alles in Ordnung.

Im umgekehrten Fall empfehlen die Ärzte hingegen, den Konsum von Nahrungsmitteln zu senken, die den LDL-Spiegel erhöhen. Das sind all jene Speisen, die gesättigte Fettsäuren enthalten. Zugleich raten sie zum Verzehr von Nahrungsmitteln mit entgegengesetzter Wirkung. Dazu gehören neben Früchten und Gemüsen Nahrungsmittel mit einfach ungesättigten Fettsäuren oder – noch besser – mit mehrfach ungesättigten Omega-3-Fettsäuren.

Reicht die Nahrungsumstellung nicht aus, verschreiben leider viele Ärzte Statin. Dieses Medikament hilft, das Gleichgewicht zwischen den beiden Proteinen HDL und LDL wiederherzustellen. Das ist insofern problematisch, als die Pillen gewisse Nebenwirkungen haben. Deshalb stellen inzwischen viele, teilweise sehr renommierte Wissenschafter dieses Vorgehen in Frage.

Stark cholesterinhaltige Nahrungsmittel

	g pro 100 g
Hirn	2,63
Eigelb	1,10
Geflügelleber	0,52
Kalbsmilken	0,47
Kaviar	0,44
Eier	0,38
Butter	0,24
Krevetten	0,19
Räucherspeck	0,15
Tintenfisch	0,15

QUELLE: CIQUAL 2012

ungesättigte Fettsäuren. Gesättigte Fettsäuren (GFS) kommen vor allem in Milchprodukten, Fleisch, Wurstwaren, Saucen und Palmöl vor. Sie können nicht mit anderen Substanzen kombiniert werden, da alle ihre Verbindungen besetzt sind. Zudem tendieren sie dazu, sich in den Arterienwänden einzunisten (siehe «Die Cholesterinsaga», links) und die Blutgerinnung zu beschleunigen, wodurch das Risiko für Herz- und Gefässkrankheiten erhöht wird.

Ausserdem: Je länger die Kette ist, desto heftiger sind diese Folgen. Die Wirkung von Stearinsäure (C18:0), die in Rinderfett in grosser Menge vorkommt, ist folglich bedeutend schädlicher als die Wirkung von Laurinsäure (C12:0), die in der Kokosnuss enthalten ist.

Bedenkt man, dass der Körper fähig ist, GFS aus Zucker selbst zu produzieren, sollte man die Aufnahme gesättigter Fettsäuren angesichts der möglichen negativen Folgen für die Gesundheit einschränken. Allerdings bringen manche Nahrungsmittel, die viele GFS enthalten, auch gewisse Vorteile mit sich. Sie enhalten zum Beispiel viel Kalzium (Milchprodukte), Vitamin A (Butter) oder Eisen und Zink (Fleisch). Es ist deshalb wichtig, weiterhin gesättigte Fettsäuren zu konsumieren. Sie sollten aber nicht mehr als 25 Prozent aller aufgenommenen Fettsäuren ausmachen. Heutzutage liegt der tägliche Anteil jedoch bei fast 42 Prozent, Tendenz steigend.

■ **Einfach ungesättigte Fettsäuren** (EUFS) kommen vor allem in Olivenöl, aber auch – in geringeren Mengen – in Raps- und Erdnussöl, in Avocados, Entenfett oder Schokolade vor. Der Vorteil gegenüber den GFS: Sie können den Cholesterinwert im Blut ausgleichen (siehe «Die Chloesterinsaga», links). Die einfach ungesättigten Fettsäuren sollten 50 Prozent unseres Verbrauchs an Fettsäuren ausmachen, tatsächlich werden 40 Prozent jedoch kaum überschritten.

■ **Mehrfach ungesättigten Fettsäuren** (MUFS) fehlt eine gewisse Anzahl von Wasserstoffatompaaren in den Doppelbindungen. Dadurch können sie bei Bedarf in andere Fettsäuren umgewandelt werden. Zwei der MUFS gehören zu den essenziellen Fettsäuren, die der Körper unbedingt braucht, weil er sie selbst nicht herstellen kann: die Linolsäure (abgekürzt LA) und die Linolensäure (ALA). Der Organismus kann daraus auch weitere essenzielle Fettsäuren produzieren. Pflanzliche Öle sowie fetthaltige Fische enthalten besonders grosse Mengen LA und ALA.

Die Linolsäure (LA) ist der Hauptvertreter der Omega-6-Fettsäuren. Man findet sie vor allem in Sonnenblumen-, Nuss-, Saflor-, Mais-, Soja- und Traubenkernöl. Die LA senkt zwar den LDL-Spiegel (siehe «Die Cholesterinsaga», links), der die «Einnistung» des Cholesterins in den Arterien fördert, leider aber auch den HDL-Spiegel, der zur «Säuberung» der Arterien nötig ist. Deshalb steigt das Thromboserisiko, wenn man zu viel LA konsumiert. Umgekehrt kann ein Mangel während des

Wachstumsstadiums bei Kindern Störungen der Blutgerinnung verursachen.

Star der Omega-3-Fettsäuren ist die Linolensäure (ALA). Man findet sie in Raps-, Nuss- und Sojaöl. Ihre Vorzüge gegenüber der LA bestehen darin, dass sie den LDL-Spiegel senkt, nicht aber den HDL-Spiegel. Zudem ist die Linolensäure unentbehrlich für die Bildung der Zellmembrane, vor allem der

Haut und des Nervensystems. Neben diesen beiden essenziellen Fettsäuren gibt es noch die Kategorie der «bedingt essenziellen» Fettsäuren. Es handelt sich dabei um lange Omega-3-Ketten, die der Körper zwar aus ALA selbst herstellen kann, aber nicht in ausreichenden Mengen. Aus diesem Grund muss der Mensch zumindest Docosahexaensäure (DHA) zu sich nehmen. Stark fetthaltige

Weshalb Transfette problematisch sind

Die Transfettsäuren (TFS) gehören zur Familie der ungesättigten Fettsäuren. Ihr Name ist auf die Doppelbindung in einer speziellen Anordnung zurückzuführen. Anstatt nebeneinander («cis»-Anordnung) sind die beiden

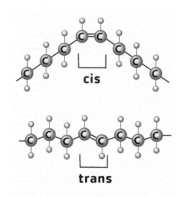

Wasserstoffmoleküle quer miteinander verknüpft, also in einer «transversalen» Anordnung.

Studien zeigen, dass ein übermässiger Konsum von TFS das Risiko auf Herz-Kreislauferkrankungen erhöht, da sie sich auf den Cholesterinspiegel auswirken. Diese These ist je-

doch umstritten. Auch scheint das Risiko beim Konsum von Transfettsäuren natürlicher Herkunft nicht aufzutreten.

In Europa stammt ein Grossteil der Transfettsäuren aus natürlicher Herkunft. Die meisten davon werden über Milchprodukte oder Milch aufgenommen, da TFS in den Mägen von Wiederkäuern wie Kühen oder Schafen produziert werden.

Hingegen wird empfohlen, technologisch hergestellte TFS nur in begrenzter Menge zu sich zu nehmen. Sie werden durch Verfahren wie die Hydrierung von pflanzlichen Ölen gewonnen. Damit wird ein Öl «gehärtet», das heisst bis hin zum festen Zustand stabilisiert. Zugleich wird die Konservierung erleichtert. TFS sind in Guetzli, Pizzas oder Wähen ebenso enthalten wie in Margarine, Schokoriegeln und gewissen Fertiggerichten.

Die TFS können auch entstehen, wenn pflanzliche Öle verbrannt werden, beispielsweise beim Frittieren, unabhängig davon, ob das industriell oder zu Hause geschieht.

Fische und Eier enthalten DHA in Mengen, die den Bedarf locker abdecken.

Die drei Fettsäuren LA, ALA und DHA sollten nur in angemessenen Mengen konsumiert werden, wie sie der GES-Index empfiehlt (siehe Seite 49).

Bei einer ausgewogenen Ernährung sollten die MUFS 25 Prozent der gesamten Konsumation an Fettsäuren ausmachen, in der Realität entspricht ihr Anteil jedoch ungefähr 16 Prozent. Im Idealfall kommen vier Omega-6 (LA) auf ein Omega-3 (ALA). Tatsächlich sind es im Durchschnitt aber 20 Omega-6 auf 1 Omega-3.

Die Kohlenhydrate

Kohlenhydrate liefern 4 kcal Energie pro Gramm, insbesondere an das Gehirn, das allein um die 100 Gramm pro Tag verbraucht. In den Nahrungsmitteln können drei Hauptgruppen von Kohlenhydraten unterschieden werden:

■ **Einfachzucker** (Monosaccharide) und **Zweifachzucker** (Disaccharide). Die Intensität ihres Süssungsvermögens hängt von der chemischen Beschaffenheit des jeweiligen Zuckers ab. So hat beispielsweise die Saccharose, ein Zweifachzucker, einen eindeutig süsseren Geschmack als die Glucose, ein Einfachzucker.

■ **Komplexe Kohlenhydrate** (Stärke) sind aus mehreren Hundert Glucosemolekülen zusammengesetzt. Sie kommen in erster Linie in stärkehaltigen Nahrungsmitteln und in Linsen, Erbsen und anderen Hülsenfrüchten vor und haben kei-

Unterzuckerung (Hypoglykämie)

Die Nervenzellen funktionieren in erster Linie mit Hilfe von Kohlenhydraten und Sauerstoff. Wenn sie zu wenig davon erhalten spricht man von Hypoglykämie (hypo bedeutet im Griechischen «unter» oder, anders ausgedrückt, «nicht genug»). Unterzuckerung kann neurologische Störungen verursachen und dazu führen, dass die betroffene Person ins Koma fällt.

nen süssen Geschmack. Zu den komplexen Kohlenhydraten gehören auch die Ballaststoffe. Meist sind sie pflanzlicher Herkunft und werden wie Zellulose oder Pektin weder verdaut noch ausgeschieden (siehe Seite 119).

Die Lebensmittelindustrie fügt ihren Produkten oft Kohlenhydrate bei, um den süssen Geschmack zu verstärken oder das Aussehen, die Konsistenz oder die Haltbarkeit zu verbessern. Besonders bei Fruchtsäften und Limonaden, Süssigkeiten, Glace und Frühstücksflocken ist das gängige Praxis.

■ Ist die Nahrung nach dem Essen erst einmal bei den Enterozyten angekommen, gelangen die Kohlenhydrate ins Blut. Von diesem Zeitpunkt an spricht man von **Glucose**, die innerhalb von drei bis sechs Stunden zu 60 bis 70 Prozent verbrannt wird. Steigt die Glucosekonzentration im Blut, so wird die Bauchspeicheldrüse alarmiert. Um die Verteilung der restlichen 30 Prozent im Körper zu regulieren, sondert sie nun das Hormon Insulin ab. Es unterstützt die Umwandlung des Einfachzuckers Glucose in den Mehrfachzucker Glycogen, das in den Muskeln und in

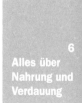

6

Alles über
Nahrung und
Verdauung

der Leber gespeichert wird. Sobald diese beiden Orte gesättigt sind, erfolgt die Ablagerung überschüssiger Kohlenhydrate im Fettgewebe des Körpers. Diesen Vorgang nennt man Lipogenese (Speicherung), im Gegensatz zur Lipolyse (Mobilisierung der Fettreserven), dem umgekehrten Vorgang.

Zwischen den Mahlzeiten sind die Kohlenhydratreserven im Blut sehr gering (0,8 bis 1 g pro Liter). Sobald ein Energiemangel entsteht, greift der Körper deshalb auf die am leichtesten zugänglichen Reserven zurück. Die Leber und die Muskeln enthalten allerdings nur etwa 400 g Glycogen, was ungefähr 1600 kcal entspricht. Das ist die minimale Energiemenge, die der Körper für einen Ruhetag benötigt.

Der Körper greift seinen jeweiligen Bedürfnissen entsprechend auf seine Fettreserven, die Triglyceride, zurück. Sie sind wie erwähnt in den Adipozyten untergebracht, das heisst in mehreren Milliarden Fettzellen. Diese Reserven setzen sich aus Glycerol und Fettsäuren zusammen, davon kann jedoch nur das Glycerol wieder in Kohlenhydrate umgewandelt werden. Es stellt ungefähr 5 Prozent der Triglyceride.

■ Lange unterschied man zwischen Einfach- und Zweifachzucker, also zwischen den «schnellen» Zuckern, die rasch verdaut und aufgenommen werden, und den komplexeren «langsamen» Zuckerarten, die sich mit etwas Verzögerung in Glucose umwandeln. Genau aus diesem Grund wurde auch empfohlen, vor der sportlichen Aktivität die vielgerühmte Portion Pasta zu sich zu nehmen.

Diese Unterscheidung ist aber mit dem glykämischen Index durcheinandergeraten. Er zeigt auf, dass Fruchtzucker – Fructose, einen einfacheren Zucker gibt es nicht – einen viel tieferen Indexwert hat als Teigwaren oder Reis, die Stärke enthalten, also ein komplexes Kohlenhydrat.

■ Das Konzept des **glykämischen Index** (GI) wurde Mitte der 1980er-Jahre von einer kanadischen Forschergruppe entwickelt. Er ordnet Nahrungsmittel mit Kohlenhydraten danach, wie sie den Blutzuckerspiegel verändern, oder anders ausgedrückt, welche Glucosekonzentration sie nach dem Essen im Blut bewirken. In Europa wird eine Glucoselösung als Referenznahrungsmittel verwendet; sie hat den Indexwert 100 erhalten. Zur Berechnung einer beispielsweise 100 g schweren Portion eines Nahrungsmittels bedient man sich der folgenden Formel:

$$GI = \frac{\text{Blutzuckerspiegel bei 100 g des getesteten Nahrungsmittels}}{\text{Blutzuckerspiegel bei 100 g Glucose}}$$

Der Indexwert allein ist natürlich noch nicht allzu aussagekräftig. Schliesslich wirkt sich eine kleine Portion eines Nahrungsmittels mit hohem Indexwert weniger gravierend auf den Blutzuckerspiegel aus als eine grosse Menge eines Nahrungsmittels mit niedrigem Indexwert. Dieses Problem lässt sich mit Hilfe der «glykämischen Last» (GL) lösen. Sie bezieht die

Menge und den Kohlenhydratgehalt des Nahrungsmittels mit ein. Die GL berechnet sich aus der Punktzahl eines Lebensmittels auf dem glykämischen Index (GI) und den Kohlenhydraten in der betreffenden Portion, geteilt durch 100.

Beispiel: 100 g Wassermelone:

- Der GI beträgt: 72.
- 100 g Wassermelone enthalten 7 g Kohlenhydrate.
- Die GL ist deshalb tief: 72 x 7 = 504 : 100 = 5,04.

Der Index scheint bei den neuen Diäten sehr beliebt zu sein, obwohl er mit etlichen Problemen behaftet ist:

- Wenn ein Nahrungsmittel auch genug Fett enthält (Chips zum Beispiel), so sinkt sein GI.
- Das Gleiche geschieht, wenn ein Nahrungsmittel mit anderen kombiniert wird: Bestreicht man ein weisses Brot mit Butter, nimmt sein GI ab (nicht aber das Fett in der Butter!).
- Umgekehrt nimmt der GI zu, wenn Lebensmittel länger gekocht oder zerkleinert werden (Kartoffelstock zum Beispiel).
- Schliesslich weiss man, dass es andere Einflussfaktoren beim Blutzuckerspiegel gibt. Dazu gehören der Zeitpunkt, wann man etwas isst – auf nüchternen Magen, am Ende einer Mahlzeit –, oder die Gesundheit des Essers.

Kurz: Der GI und die GL sind zwar interessante Instrumente, insbesondere um Diabetikern eine Orientierungshilfe für ihre Ernährung zu geben. Doch in erster Linie werden sie von Diät-Autoren wie Montignac und der Nahrungsmittelindustrie strapaziert. Doch GI und GL sind zu stark vom Zufall abhängig und zu kompliziert, um einfach nur daran zu erinnern, dass man weniger Einfachzucker und mehr komplexe Kohlenhydrate essen sollte.

Die Ballaststoffe

Einige komplexe Kohlenhydrate, besser bekannt unter der Bezeichnung Ballaststoffe, kann der Körper nicht verwerten. Dazu gehören zum Beispiel Zellulose, Guarkern, Pektin und andere. Die Ballaststoffe werden nicht verdaut, sondern

INFO

Glykämische Last

Ein glykämischer Index wird als «hoch» bezeichnet, wenn er über 70 liegt, als «mittel», wenn er zwischen 56 und 70 liegt, und als «tief», wenn er bei 55 und darunter liegt.

Dennoch ist es besser, sich an die glykämische Last zu halten. Sie wird als «hoch» bezeichnet, wenn sie über 20 liegt, als «mittel», wenn sie zwischen 11 und 19 liegt, und als «tief», wenn sie zwischen 1 und 10 liegt.

Einige Beispiele (Portionen von 100 g):

- **Hohe GL:** Traubenzucker/Glucose (100), Cornflakes (71), Kristallzucker (Saccharose) (70), Salzstängeli (53), Rosinen (43), Popcorn ohne Zucker (40), Bauernbrot (37), Pommes frites (31), Milchschokolade (26), weisser Reis (21).
- **Mittlere GL:** Fruchtzucker/Fructose (20), Pommes Chips (20), gekochte, geschälte Kartoffeln (17), Käsepizza (16), Glace (16), weisse, gekochte Teigwaren (13), Spaghetti al dente (11), Banane (10).
- **Tiefe GL:** gekochte, ungeschälte Kartoffeln (9), Orangensaft (7), Früchte-Joghurt (5), Melone (4), Apfel, Pfirsich, Feige (4), gekochte Karotten (3), Milch, Nature-Joghurt (2), Erdbeeren, Salat, Avocado (1).

dem Stuhlgang beigefügt. Sie verschaffen dem Körper keine Energie und erst recht keine Kalorien. Im Prinzip dienen sie vor allem als Ballast für die Nahrung und regulieren dadurch den Verdauungsprozess. Indem sie im Magen anschwellen, bewirken sie zusätzlich ein Sättigungsgefühl.

Die Vitamine

Ursprünglich ordnete man den Vitaminen Buchstaben des Alphabets zu. Mittlerweile ziehen Ernährungsforscher die wissenschaftlichen Bezeichnungen vor (siehe «Die Vitamine», oben rechts).

Vitamine sind komplexe chemische Substanzen, die für Überleben, Wachstum und Fortpflanzung unabdingbar sind. Da der Körper selbst nicht fähig ist, eine genügend grosse Menge davon herzustellen, muss er sich Vitamine über die Nahrung besorgen.

Man unterscheidet bei Vitaminen die folgenden zwei Gruppen:
- **Fettlösliche** (Vitamine A, D, E, K).
- **Wasserlösliche** (Vitamine B sowie C), die vor allem in Früchten

und Gemüse vorkommen. Einige Vitamine sind sehr empfindlich und verändern sich mit der Zeit. Deshalb sollten die Nahrungsmittel möglichst frisch und wenig gekocht gegessen werden. So zerstört Hitze beispielsweise das Vitamin C, während das Vitamin B_1 (Thiamin) sehr anfällig auf Lichteinstrahlung reagiert.

Dieses Kapitel geht auf jene zehn Vitamine im GES-Index (siehe Seite 49) ein.
- **Vitamin A** kann aus zwei Quellen hergestellt werden: Aus Retinol, das in tierischen Produkten vor-

Reich an Retinol	µg pro 100 g
Lebertran	30 000
Geflügelleber, gekocht	14 500
Kalbsleber, gekocht	10 500
Bauernpastete	4 200
Aal, gebacken	1 140
Butter	800
Margarine	780
Wurstwaren (Durchschnitt)	600
Eigelb	450
Parmesan	350

QUELLE: CIQUAL 2012

Reich an Beta-Carotin	µg pro 100 g
Süsskartoffeln, gekocht	10 500
Karottensaft	8 710
Karotten, roh	7 260
Kürbis	6 940
Löwenzahn	5 850
Peterli	5 360
Kopfsalat	5 230
Spinat	4 010
Mangold	3 650
Grüne Erbsen	3 000

QUELLE: CIQUAL 2012

handen ist, und aus dem Beta-Carotin in pflanzlicher Nahrung. Beta-Carotin kann der Körper mit einer Ausbeute von rund 15 bis 20 Prozent in Retinol umwandeln. Das Blutplasma transportiert es zur Leber, wo es gespeichert wird. Diese Reserven erlauben einen vorübergehenden Unterbruch der Zufuhr von Vitamin A. Im Durchschnitt benötigt der Mensch täglich 800 Mikrogramm (µg), was 0,8 Milligramm (mg) entspricht. Die Obergrenze liegt bei 1800 µg pro Tag. Vitamin A ist wichtig für die Synthese von Pigmenten der Netzhaut im Auge (Retina) sowie für den Knochenstoffwechsel und das Immunsystem.

■ **Vitamin D** (Calciferol) ist für den Kalzium-Phosphat-Stoffwechsel wichtig (siehe Seite 124). Ein Mangel an Vitamin D kann bei Kindern zu Rachitis und bei älteren Personen zu Osteoporose führen. Da auch Calciferol in der Leber und im Fettgewebe gespeichert werden kann, ist es nicht nötig, jeden Tag genau die benötigte Menge zu sich zu nehmen. Durchschnittlich sollten aber 10 µg täglich einberechnet werden. Die

Es lebe die Tiefkühltruhe!

Tiefgefrorene Gemüse und Früchte werden oft kurz nach der Ernte eingefroren. Dadurch werden ihre Vitamine meist besser erhalten als bei frischen Produkten. Denn in der Regel geht viel Zeit verloren für den Transport, die Aufbewahrung im Laden sowie zu Hause. Bis die Früchte und Gemüse gegessen werden, haben sich die Vitamine bereits verändert oder abgebaut.

menschliche Haut kann mit ultravioletten Sonnenstrahlen Vitamin D selbst herstellen. Im Sommerhalbjahr kann die Produktion bei Personen mit heller Haut bis zu 7 µg pro Tag betragen. Die tägliche Vitaminzufuhr über Nahrungsmittel sollte 5 µg nicht überschreiten, für Schwangere werden 10 µg, für ältere Personen 15 µg und für Säuglinge 20 bis 25 µg empfohlen.

■ **Vitamin E** (Tocopherol) ist fast ausschliesslich in pflanzlichen Ölen enthalten. Seine genaue Aufgabe ist noch unklar. Man weiss, dass es sich positiv auf das Immunsystem auswirkt und nimmt deshalb an – das ist allerdings eine Hypothese –, dass Vitamin E vor kardiovaskulären Krankheiten schützt. Auf dieser Grundlage

Reich an Vitamin D	µg pro 100 g
Lebertran	250,0
Hering, geräuchert	22,0
Speck	16,4
Sardellen	11,0
Forelle, gekocht	11,0
Egli, gekocht	9,0
Lachs, gekocht	8,7
Thunfisch	7,2
Schwarze Schokolade	5,0

QUELLE: CIQUAL 2012

Reich an Vitamin E	µg pro 100 g
Sonnenblumenöl	75,0
Margarine mit 80 % Fett	60,0
Rapsöl	42,0
Mayonnaise	28,9
Reines Olivenöl	25,0
Currypulver	22,0
Pestosauce	18,3
Erdnussöl	17,6
Sesamöl	15,2

QUELLE: CIQUAL 2012

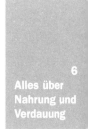

geben einige Studien an, dass das Untergewicht von Früh- oder Neugeborenen auf einen Mangel an Vitamin E der Mütter zurückzuführen ist.

Die empfohlene tägliche Nährstoffzufuhr liegt bei 12 mg, die Obergrenze bei 52 mg.

■ Ohne **Vitamin K** (Chinone) wäre die Blutgerinnung nicht möglich. Zudem hätte das Kalzium (siehe Seite 124) Schwierigkeiten, sich

Reich an Vitamin K	
	µg pro 100 g
Rapsöl	**200,0**
Fettarme Butter	**13,8**
Milchpulver	**13,1**
Käse	**5,2**
Lachs-Carpaccio	**4,8**
Vollmilch UHT	**2,3**

QUELLE: CIQUAL 2012

im Knochen festzusetzen. Zwar sind Vitamin-K-Mängel selten, doch besonders Kleinkinder sind gefährdet, es besteht das Risiko einer Avitaminose K, die für die «hämorrhagische Krankheit bei Neugeborenen» verantwortlich ist.

Beim Menschen wird die Hälfte des Bedarfs an Vitamin K durch eine Synthese in der Darmflora gewährleistet. Die andere Hälfte wird über die Nahrung aufgenommen.

■ **Vitamin B_1** (Thiamin) ist zur Umwandlung von Kohlenhydraten, Lipiden und Alkohol in Energie unentbehrlich. Ein Thiaminmangel kann vor allem bei Kindern und Alkoholikern die neurologische Krankheit Beriberi auslösen. Der Mensch benötigt ungefähr 1,5 mg pro Tag. Wie bei vielen wasserlöslichen Vitaminen der Gruppe B verfügt er jedoch nicht über die Fähig-

keit, Vitamin B_1 zu speichern. Vitamin B_1 reagiert sehr empfindlich auf Hitze. Es kommt vor allem in Getreide und Vollkornbrot, Schweineleber, Hülsenfrüchten, Eigelb und Bierhefe vor.

■ Genau wie das Vitamin B_1 ist auch das **Vitamin B_2** (Riboflavin) für die Umwandlung von Fett und Zucker in Energie unbedingt notwendig. Zwar ist Vitamin B_2 hitzeunempfindlich, dafür reagiert es umso empfindlicher auf Licht, weshalb Milch in lichtundurchlässigen Behältern aufbewahrt werden muss. Der Mensch benötigt etwa 1,5 mg pro Tag.

Die wichtigsten Quellen sind Innereien, Eier, Milchprodukte, Vollkorngetreide.

■ Unser Körper kann **Vitamin B_3** zwar synthetisieren, aber nicht in ausreichender Menge. Vitamin B_3 wird auch Niacin, Nicotinsäure oder Vitamin PP genannt (eine Abkürzung für pellagre preventing), da ein Mangel die Hautkrankheit Pellagra auslösen kann. Der tägliche Bedarf beträgt bei Erwachsenen 15 mg, die Obergrenze liegt bei 50 mg.

Vitamin B_3 findet man vor allem in Innereien, Fleisch, Fisch, Hülsenfrüchten, Käse und Getreide.

■ **Vitamin B_6** (Pyridoxin) ist am Aminosäuren-Stoffwechsel (siehe Seite 110) beteiligt. Es spielt eine bedeutende Rolle bei der körpereigenen Produktion bestimmter Antikörper, von Hämoglobin und von gewissen Neurotransmittern wie dem Serotonin, dem Melatonin oder dem Dopamin, und ist folglich wichtig für das psychische Gleichgewicht. Der Körper sollte davon täglich 1,5 bis 2 mg, aber nicht mehr als 7 mg aufnehmen.

Vitamin B_6 kommt vor allem in Innereien, Fleisch, Fisch, Gemüse und Früchten vor.

■ Ein Mangel an **Vitamin B_9** (Folacin) sollten insbesondere Schwangere um jeden Preis vermeiden, und zwar ab dem Zeitpunkt der Befruchtung. Die Risiken für den Embryo sind hoch: Ein Mangel kann beim Neugeborenen neurologische Missbildungen wie die Spina bifida verursachen. Ausserdem wird Vitamin B_9 für die Zellteilung sowie für die Bildung der DNA benötigt. Erwachsene benötigen 350 bis 400 µg pro Tag, Schwangere aber 800 µg.

Fleisch, speziell Leber, grünes Gemüse, Bierhefe und Bananen enthalten viel Vitamin B_9.

■ **Vitamin B_{12}** kommt nur in Fleisch, Fisch und Meeresfrüchten, Eiern und Milch vor, und zwar reichlich. Das Risiko einer Mangelerscheinung gehen fast ausschliesslich strikte Veganer ein. Folgen sind eine schwere Blutarmut sowie Beeinträchtigungen des Nervensystems. Vegan lassen sich Defizite mit gewissen fermentierten Pflanzen, beispielsweise Tofu, ausgleichen. Der tägliche Bedarf eines Erwachsenen entspricht 2,4 µg.

■ Als verbreitetes Mittel gegen Erkältungen ist **Vitamin C** (Ascorbinsäure) zweifellos das bekannteste Vitamin. Tatsächlich ist es an Hunderten von Prozessen im Körper beteiligt, insbesondere auch an der Herstellung von Kollagen,

Reich an Vitamin C	mg/100 g
Schwarze Johannisbeeren	**200,0**
Peterli	**190,0**
Rote Peperoni	**162,0**
Zitrone	**129,0**
Litschis	**71,5**
Erdbeeren	**67,0**
Kiwi	**59,0**
Rosenkohl	**58,2**
Äpfel	**55,2**
Orangen	**53,8**

QUELLE: CIQUAL 2012

einem Protein, das für die Bildung des Bindegewebes der Haut, der Bänder und der Knochen wichtig ist. Vitamin C ist zudem ein Antioxidans, das die Zellen gegen Schäden durch freie Radikale schützt (siehe Seite 129).

Bei Erwachsenen kann eine Mangelerscheinung Skorbut hervorrufen, eine in Industrieländern eher seltene Krankheit, ausser bei Mittellosen und Alkoholikern. Ein Erwachsener sollte täglich 100 mg, aber nicht mehr als 1 g, Vitamin C zu sich nehmen – entgegen der absolut übertriebenen Empfehlungen, die manchmal zu Winterbeginn präsentiert werden.

Die Mineralien, Spurenelemente
Die Mineralien machen 4 Prozent unseres Körpergewichts aus. Sie werden unterteilt in Mineralsalze wie Kalzium, Chlor, Magnesium, Phosphor, Kalium, Natrium, Schwefel sowie Spurenelemente (Aluminium, Brom, Kupfer, Kobalt, Eisen, Fluor, Mangan, Molybdän, Jod, Selen, Silizium, Vanadium, Zink).

Wohl gehören Mineralien zu den Mikronährstoffen. Das darf aber nicht darüber hinwegtäuschen, dass der menschliche Körper zum Teil grosse Mengen davon enthält. Beispiel Kalzium: Das Skelett einer erwachsenen Person umfasst zwischen 1 und 1,5 kg Kalzium. Vielmehr bezieht sich der Ausdruck auf den täglichen Bedarf, der im Grammbereich liegt.

Der Gehalt an Spurenelementen beträgt hingegen weniger als 100 mg pro Kilogramm Körpergewicht. Täglich benötigt der Mensch davon nur Mengen im Milligramm- oder sogar im Mikrogramm-(μg)-Bereich. Typische Beispiele dafür sind Jod oder Selen.

Dieses Kapitel geht auf jene Mineralien und Spurenelemente ein, die für den GES- und LIM-Index relevant sind (siehe Seite 48).

▪ Kein Mineral ist im menschlichen Körper so reichlich vorhanden wie **Kalzium**. 99 Prozent der durchschnittlich gegen 1,5 kg Kalzium im Körper einer erwachsenen Person leisten einen Beitrag zur Bildung sowie zur Robustheit der Knochen und der Zähne. Der Rest

übernimmt ebenfalls unentbehrliche Funktionen bei der Blutgerinnung, der Regulierung des Nervensystems und des Herzrhythmus, auch wenn es sich dabei um die vergleichsweise bescheidene Menge von 15 Gramm handelt.

Gut zu wissen ist, dass bei der Kalziumkonzentration im Blut von 100 mg pro Liter nur kleine Abweichungen von maximal 5 bis 10 Prozent zuträglich sind. Denn Kalziummangel wirkt sich rasch schädigend auf die Knochenmasse aus. Sichtbar werden die Mangelerscheinungen jedoch erst, wenn die ersten Veränderungen der Knochen feststellbar sind, zum Beispiel eine schlechte Knochenbildung bei jungen oder eine Entkalzifizierung bei erwachsenen und älteren Menschen.

Deshalb ist es unerlässlich, jeden Tag genug Kalzium zu sich zu nehmen. Trotz klarer Empfehlungen (1 g für Erwachsene, 1,3 g für jugendliche und ältere Menschen) schaffen es 20 Prozent der Erwachsenen, 30 Prozent der Jugendlichen und 75 Prozent der Frauen über 75 Jahren nicht, zwei Drittel der benötigten Menge zu sich zu nehmen – und ebnen damit der Osteoporose den Weg.

Übrigens kann der Darm Kalzium in Kombination mit Milchproteinen oder bei einer Nahrung mit wenig Ballaststoffen, Fett oder Alkohol besser aufnehmen. Bei Diäten ohne Milchprodukte, die leider noch immer verbreitet sind, sinkt die Kalziumzufuhr auf weniger als 500 mg pro Tag ab. Die besten Kalziumquellen sind Milch und

Reich an Kalzium	
	g pro 100 g
Thymian	**1,26**
Parmesan	**1,20**
Kaugummi ohne Zucker	**1,19**
Emmentaler Käse	**0,97**
Sesam	**0,96**
Greyerzer Käse	**0,91**
Ölsardinen	**0,80**
Raclettekäse	**0,66**
Fondue	**0,52**
Mozzarella	**0,50**
Weisse Schokolade	**0,26**
Vollmilch UHT	**0,11**

QUELLE: CIQUAL 2012

Käse. Auch gewisse Mineralwasser (insbesondere Aproz, Valser und Contrex) und Gemüse können gut als zusätzliche Quellen genutzt werden.

■ Wie Natrium und Chlor ist auch **Kalium** ein Elektrolyt, also eine chemische Substanz, die elektrischen Strom leitet. Es ist für die Übertragung der Nervenimpulse, für die Regulierung von Herzrhythmus und Blutdruck sowie für die Muskelkontraktion unabdingbar.

Einst gab es praktisch keine Kaliummängel, da in beinah allen Lebensmitteln Kalium im Überfluss enthalten war, egal ob sie tierischen oder pflanzlichen Ursprungs waren. Mittlerweile hat jedoch der Konsum von raffinierten Lebensmitteln wie Zucker, Fett oder Weissmehl – in denen generell nur sehr wenige Nährstoffe und speziell nur sehr wenig Kalium enthalten sind – ein solches Ausmass angenommen, dass ein Kaliummangel möglich geworden ist. Ein Erwachsener sollte deshalb täglich 3 g (Kinder ein bisschen weniger) Kalium zu sich nehmen, was bei einer ausgewogenen Ernährung mit Früchten, Gemüse, Kartoffeln, Fleisch, Milch und Joghurt kein Problem ist.

■ Der Körper enthält zwischen 25 und 30 g **Magnesium**. Die Hälfte davon wirkt nebst Kalzium und

Reich an Magnesium	
	mg pro 100 g
Meersalz	**503**
Ölsardinen	**467**
Kakaopulver ohne Zucker	**376**
Paranuss	**366**
Kaffeepulver	**356**
Cashewkerne	**247**
Pinienkerne	**227**
Schwarze Schokolade 70 % Kakao	**206**
Mehrkornbrot	**181**
Gesalzene Erdnüsse	**168**

QUELLE: CIQUAL 2012

Phosphor bei der Verfestigung der Knochen mit. Magnesium spielt auch bei der Übertragung der Reizleitung sowie bei der Muskelkontraktion eine Rolle. Ein Mangel hat Krämpfe, aber auch Herzklopfen oder Angstzustände zur Folge.

Der Bedarf von Erwachsenen beläuft sich auf 350 mg pro Tag. Sportler und schwangere sowie mit der Pille verhütende Frauen benötigen jedoch etwas mehr.

■ Salz und **Natrium** (Na+) sind nicht das Gleiche. Beim Salz, das man zum Kochen verwendet, handelt es sich um Natriumchlorid (NaCl). Es enthält etwa 40 Prozent Natrium. Natrium hält Wasser zurück und stellt die Versorgung

Reich an Kalium	
	g pro 100 g
Kartoffelstock	**1,65**
Kakaopulver ohne Zucker	**1,20**
Tomatenkonzentrat	**0,33**
Pfeffer	**1,26**
Pommes Chips	**1,26**
Getrocknete Aprikosen	**1,09**
Getrocknete Feigen	**0,90**
Petersilie	**0,80**
Pommes frites	**0,75**
Schwarze Schokolade 70 % Kakao	**0,73**
Poulet	**0,70**
Bündnerfleisch	**0,66**

QUELLE: CIQUAL 2012

6
Alles über
Nahrung und
Verdauung

Reich an Natrium	
	g pro 100 g
Kochsalz	39,10
Gemüsebouillon	19,10
Sojasauce	6,26
Senf	2,36
Rohschinken	2,08
Chorizo	1,73
Salami	1,72
Grüne Oliven	1,68
Speck, gekocht	1,65
Bündnerfleisch	1,58
Rauchlachs	1,44

QUELLE: CIQUAL 2012

des Körpers mit Feuchtigkeit sicher. 3 bis 4 g Salz pro Tag reichen bei weitem aus.

Natriummängel werden durch übermässiges Schwitzen, Erbrechen und Durchfall verursacht, aber – leider recht häufig – auch durch die übermässige Einnahme von Diuretika mit dem Ziel, Gewicht zu verlieren.

Es gilt aber in erster Linie, gegen übertriebenen Konsum von Natrium anzukämpfen. Die Geschmacksgewohnheiten verleiten uns dazu, zwischen 8 und 17 g Salz zu konsumieren, was ein hohes Bluthochdruckrisiko zur Folge hat. Nur ein Viertel dieser Menge stammt aus dem Salzstreuer. Der Rest wird als «verstecktes Salz» in industriell produzierten Lebensmitteln gegessen. In der Schweiz existiert kein Gesetz, das die Hersteller zwingt, den Salzgehalt auf den Verpackungen anzugeben. Falls doch eine Angabe zu finden ist, steht meist nur der Natriumgehalt. Um den korrekten Salzgehalt zu kennen, muss die Angabe mit 2,5 multipliziert werden.

■ **Eisen** gehört zur zweiten Kategorie der Mikronährstoffe: den Spurenelementen. Gemäss Weltgesundheitsorganisation (WHO) leidet ein Viertel der Weltbevölkerung an einer Anämie, also einem Mangel an roten Blutkörperchen im Blut, wobei die Hälfte der Fälle auf eine Unterversorgung mit Eisen zurückzuführen ist.

In Europa sind in erster Linie schwangere und menstruierende Frauen betroffen, vor allem wenn sie mit der Spirale verhüten, gefährdet sind aber auch Kinder. Bei diesen Personengruppen ist der Bedarf deutlich höher (26 mg pro Tag) als bei Frauen in den Wechseljahren oder bei Männern (9 mg pro Tag).

Die Aufnahme von Eisen spielt sich im Darm ab, dennoch erreichen nur 5 bis 10 Prozent die Zellen, während der Rest im Stuhlgang verloren geht. Man sollte

Reich an Eisen	
	mg pro 100 g
Blutwurst	22,0
Ingwer	19,0
Zimt	18,0
Schwarze Schokolade mit 40 % Kakao	17,0
Spinat	15,0
Angereichertes Getreide	15,0
Lammniere	12,0
Geflügelleber	10,0
Toastbrot	10,0
Fischmousse	9,0
Pfefferminz	8,82
Körnerbrot	6,68

QUELLE: CIQUAL 2012

deshalb weder zu wenig Eisen (Anämie-Risiko) noch zu viel davon zu sich nehmen, weil sonst die Gefahr einer Vergiftungs droht. Hepcidin, ein von der Leber abgesondertes Hormon, regelt die Aufnahme von Eisen in Abhängigkeit von den Reserven in den Zellen.

▪ Von den knapp 2 g **Zink** im Körper befinden sich zwei Drittel in den Muskeln und weitere 20 Prozent in den Knochen. Dieses Spurenelement ist für das Wachstum, die Immunantwort sowie für die Regulierung des Insulinspiegels wichtig. Festgestellt werden Mängel oft im Zusammenhang mit der Stoffwechselerkrankung Mukoviszidose und mit Darmentzündungen

INFO

Das Überleben hängt vom Wasser ab

Wenn er sich praktisch nicht bewegt, kann ein Mensch mehr als vierzig Tage ohne Essen auskommen. Es ist jedoch unmöglich, mehr als zwei oder drei Tage zu überleben, ohne zu trinken. Denn 60 bis 65 Prozent des Körpers bestehen aus Wasser. Das macht bei einer Person, die 70 Kilogramm wiegt, fast 45 Liter aus. Die Hälfte davon befindet sich in den Zellen. Die Konzentration des Wassers ist je nach Organ verschieden: 1 Prozent in den Zähnen, bis zu 22 Prozent in den Knochen, 75 Prozent im Gehirn, 79 Prozent im Herz und im Blut und bis zu 90 Prozent im Blutplasma.

Der menschliche Körper speichert das Wasser nicht. Die Verluste fallen vor allem über den Urin und das Schwitzen an. Sie sind von der Umgebungstemperatur und der körperlichen Aktivität abhängig und müssen unbedingt ausgeglichen werden. Die Nahrungsmittel liefern täglich zwischen 0,5 und 1 Liter Wasser. Zwischen 1,5 und 2 Liter pro Tag – entsprechend mehr, wenn es warm oder trocken ist oder wenn man sich viel bewegt – müssen über Getränke aufgenommen werden.

Entgegen den Aussagen, die hin und wieder kursieren, können gesunde Menschen bedenkenlos und ohne Risiko viel, sogar zu viel Wasser trinken. Voraussetzung ist, dass es sich um einwandfreies Wasser handelt.

Hingegen wird einhellig empfohlen, nicht das Durstsignal – der Körper signalisiert so Flüssigkeitsmangel – abzuwarten, bis man trinkt. Deshalb sollte man während des ganzen Tages hin und wieder Wasser trinken, insbesondere wenn es warm ist oder wenn man körperlich aktiv ist.

Leitungswasser ist dazu perfekt geeignet. Einem allfälligen Chlorgeschmack wirkt man entgegen, indem man es einige Stunden in den Kühlschrank stellt.

Stark wasserhaltige Nahrungsmittel (ohne Getränke und Bouillons)	
	mg pro 100 g
Gurken	97,0
Kopfsalat	95,8
Radieschen	95,4
Sellerie, Kürbis	95,3
Salat (ohne Sauce)	95,1
Chicorée	95,0
Tomaten	94,5
Zucchetti	94,1
Grüne Peperoni	93,9
Limonen	92,5
Erdbeeren	91,6
Melone, Wassermelone	91,1

QUELLE: CIQUAL 2012

	mg pro 100 g
Austern	**21,30**
Kalbsleber	**13,20**
Rinderschmorbraten	**10,50**
Vacherin Mont d'Or	**8,00**
Zwieback ohne Zucker	**7,00**
Kakaopulver ohne Zucker	**6,87**
Hacksteak 10 % Fett	**6,37**
Bündnerfleisch	**5,90**
Entrecote, Rind	**5,80**
Cashewkerne	**5,40**
Parmesan	**5,30**
Greyerzer	**5,08**

QUELLE: CIQUAL 2012

sowie bei Frühgeborenen, deren Nahrung ungenügend angereichert wurde.

Der Bedarf erwachsener Männer übertrifft mit 10 bis 15 mg pro Tag den Bedarf von Frauen (7 bis 12 mg pro Tag), ausser während der Schwangerschaft und Stillzeit.

Da Nahrungsmittel tierischer Herkunft die besten Zinkquellen darstellen, müssen insbesondere Veganer darauf achten, genügend Zink über Vollkorngetreide und Hülsenfrüchte aufzunehmen.

■ Bei der Herstellung des Strukturproteins Kollagen für das Bindegewebe und das Faserprotein Elastin spielt **Kupfer** eine wichtige Rolle. Da Kupfer an der Aufnahme von Eisen beteiligt ist (siehe Seite 126), verursacht ein Kupfermangel die gleichen Probleme wie ein Eisenmangel, nämlich Anämie. Zusätzlich kann er zu Osteoporose führen, da Kupfer auch bei Mineralisation der Knochen aktiv ist. Ein Übermass an Kupfer kann hingegen die Ursache von Hepatitis

sein, wobei die Leber mehr oder weniger starke Schäden davonträgt. Vitamin C, Zucker und Alkohol können die Aufnahme von Kupfer im Darm einschränken.

Der tägliche Bedarf von Erwachsenen beträgt etwa 1,5 bis 2 mg. Als Kupferquellen stehen Innereien, Hefe, ölhaltige Früchte, trockenes Gemüse sowie gewisse Mineralien zur Verfügung.

	mg pro 100 g
Rollmops	**120,00**
Kalbsnieren	**20,10**
Angereichertes Getreide	**4,98**
Birchermüesli angereichert	**4,49**
Schokoladenglace	**3,80**
Wodka	**2,80**
Cashewkerne	**2,00**
Haselnüsse	**1,57**
Krebse	**1,51**
Schwarze Schokolade 70 % Kakao	**1,40**
Baumnüsse	**1,13**
Zwieback	**1,00**

QUELLE: CIQUAL 2012

■ **Selen** ist ein Antioxidans mit der Fähigkeit, eine der wichtigsten, vom Körper produzierten freien Radikale (siehe oben rechts) zu beseitigen. Dadurch trägt es zur Vorbeugung gegen die Gewebealterung bei. Von Selenmangel sind vor allem Frauen und Kinder in Regionen mit selenarmen Böden betroffen, sprich China, Neuseeland oder, näher, Finnland. Mängel können zu Herzinsuffizienz führen.

Der Bedarf von Erwachsenen variiert zwischen 50 und 80 Mikrogramm (µg) pro Tag, sollte aber 150 µg nicht überschreiten. Es reicht also aus, einige Paranüsse zu viel zu verspeisen, um die Obergrenze zu erreichen.

◾ **Jod** spielt eine wichtige Rolle bei der Hormonproduktion der Schilddrüse. Um die täglichen Schwankungen bei der Jodversorgung auszugleichen, enthält die Schilddrüse eine begrenzte Reserve.

Mängel tauchen vorwiegend in Regionen auf, in denen das Wasser zu wenig Jod enthält. Jodmangel ist weltweit die häufigste Ursache für geistige Behinderung bei Kindern. Ausgehend vom Tagesbedarf, der auf 150 µg geschätzt wird, kann angenommen werden, dass sogar in Westeuropa die Hälfte der Bevölkerung leichte Defizite aufweist. Die Konsequenzen können unabhängig vom Alter gravierend sein: Fehlgeburten, Anomalie der Geschlechtsteile bei Föten, Kropf und Schilddrüsenunterfunktion bei Kindern wie Erwachsenen.

Um gegen diese Probleme anzukämpfen, entschied man in den 1950er-Jahren, Salz systematisch zu jodieren, indem jedem Gramm

Frei, radikal, gefährlich

Die freien Radikale sind instabile und unvollständige Sauerstoffmoleküle. Sie versuchen eine «Reparatur», indem sie sich an gesunde Zellen koppeln. Problematisch ist, dass sie dabei Schäden verursachen, ähnlich wie beim Rost an Metallen. Die Oxidation greift dabei das Gewebe und die Zellen an und beschleunigt so deren Alterung.

Salz 10 bis 15 µg Jod hinzugefügt werden. Den Jodbedarf durch zusätzliches Salz abzudecken, ist jedoch nicht ratsam, weil der bereits überhöhte Salzkonsum gesundheitlich bedenklich ist (siehe Seite 125). Wer keine Meeres- und Milchprodukte oder Eier konsumiert, kann auf pharmazeutische Nahrungsergänzungsmittel zurückgreifen. Oder auf Algen, die reich an Jod sind.

Ausserdem gibt es einige Mineralwassersorten mit Jod. Das wird auf der Etikette jedoch selten erwähnt, weil Jod Rückschlüsse auf die Kontaminierung der Quellen durch Meeressedimente erlaubt.

Reich an Selen	µg pro 100 g
Eigelb, gekocht	764
Seeteufel	425
Gekochter Thunfisch	348
Paranuss	178
Emmentaler, gerieben	164
Champignons	144
Räucherschinken	140
Vollkornteig	131
Hummer	130
Rindsnieren	118
Jakobsmuscheln	118
Kaninchen, gekocht	73

QUELLE: CIQUAL 2012

Reich an Jod	µg pro 100 g
Jodhaltiges Salz	1860
Lebertran	400
Schellfisch	260
Fischmousse	250
Miesmuscheln	195
Eigelb, gekocht	192
Thunfisch, gekocht	150
Parmesan	131
Kabeljau, gekocht	130
Tintenfisch	115
Flusskrebse	100
Chips, gesalzen	88

QUELLE: CIQUAL 2012

6
Alles über
Nahrung und
Verdauung

Body-Mass-Index (BMI)

BMI nach Gewicht und Körpergrösse

Untergewicht · Normalgewicht

Gewicht	Körpergrösse in cm									
	150	152	154	156	158	160	162	164	166	168
42 kg	18,7	18,2	17,7	17,3	16,8	16,4	16,0	15,6	15,2	14,9
44 kg	19,6	19,0	18,6	18,1	17,6	17,2	16,8	16,4	16,0	15,6
46 kg	20,4	19,9	19,4	18,9	18,4	18,0	17,5	17,1	16,7	16,3
48 kg	21,3	20,8	20,2	19,7	19,2	18,8	18,3	17,8	17,4	17,0
50 kg	22,2	21,6	21,1	20,5	20,0	19,5	19,1	18,6	18,1	17,7
52 kg	23,1	22,5	21,9	21,4	20,8	20,3	19,8	19,3	18,9	18,4
54 kg	24,0	23,4	22,8	22,2	21,6	21,1	20,6	20,1	19,6	19,1
56 kg	24,9	24,2	23,6	23,0	22,4	21,9	21,3	20,8	20,3	19,8
58 kg	25,8	25,1	24,5	23,8	23,2	22,7	22,1	21,6	21,0	20,5
60 kg	26,7	26,0	25,3	24,7	24,0	23,4	22,9	22,3	21,8	21,3
62 kg	27,6	26,8	26,1	25,5	24,8	24,2	23,6	23,1	22,5	22,0
64 kg	28,4	27,7	27,0	26,3	25,6	25,0	24,4	23,8	23,2	22,7
66 kg	29,3	28,6	27,8	27,1	26,4	25,8	25,1	24,5	24,0	23,4
68 kg	30,2	29,4	28,7	27,9	27,2	26,6	25,9	25,3	24,7	24,1
70 kg	31,1	30,3	29,5	28,8	28,0	27,3	26,7	26,0	25,4	24,8
72 kg	32,0	31,2	30,4	29,6	28,8	28,1	27,4	26,8	26,1	25,5
74 kg	32,9	32,0	31,2	30,4	29,6	28,9	28,2	27,5	26,9	26,2
76 kg	33,8	32,9	32,0	31,2	30,4	29,7	29,0	28,3	27,6	26,9
78 kg	34,7	33,8	32,9	32,1	31,2	30,5	29,7	29,0	28,3	27,6
80 kg	35,6	34,6	33,7	32,9	32,0	31,3	30,5	29,7	29,0	28,3
82 kg	36,4	35,5	34,6	33,7	32,8	32,0	31,2	30,5	29,8	29,1
84 kg	37,3	36,4	35,4	34,5	33,6	32,8	32,0	31,2	30,5	29,8
86 kg	38,2	37,2	36,3	35,3	34,4	33,6	32,8	32,0	31,2	30,5
88 kg	39,1	38,1	37,1	36,2	35,3	34,4	33,5	32,7	31,9	31,2
90 kg	40,0	39,0	37,9	37,0	36,1	35,2	34,3	33,5	32,7	31,9
92 kg	40,9	39,8	38,8	37,8	36,9	35,9	35,1	34,2	33,4	32,6
94 kg	41,8	40,7	39,6	38,6	37,7	36,7	35,8	34,9	34,1	33,3
96 kg	42,7	41,6	40,5	39,4	38,5	37,5	36,6	35,7	34,8	34,0
98 kg	43,6	42,4	41,3	40,3	39,3	38,3	37,3	36,4	35,6	34,7
100 kg	44,4	43,3	42,2	41,1	40,1	39,1	38,1	37,2	36,3	35,4

DER BMI IN DER SCHWEIZ

		BMI		
	<18,5	18,5–24,9	25–29,9	≥30
	Untergewicht	Normalgewicht	Übergewicht	Fettleibigkeit
Total	3,5 %	59,2 %	29,1 %	8,2 %
Nach Geschlecht				
Männer	1,0 %	52,7 %	37,6 %	8,7 %
Frauen	5,9 %	65,5 %	20,8 %	7,8 %

| Übergewicht | | Leichte Fettleibigkeit | | Starke Fettleibigkeit | | | Massive Fettleibigkeit | | | | |

70	172	174	176	178	180	182	184	186	188	190	192
4,5	14,2	13,9	13,6	13,3	13,0	12,7	12,4	12,1	11,9	11,6	11,4
5,2	14,9	14,5	14,2	13,9	13,6	13,3	13,0	12,7	12,4	12,2	11,9
5,9	15,5	15,2	14,9	14,5	14,2	13,9	13,6	13,3	13,0	12,7	12,5
6,6	16,2	15,9	15,5	15,1	14,8	14,5	14,2	13,9	13,6	13,3	13,0
7,3	16,9	16,5	16,1	15,8	15,4	15,1	14,8	14,5	14,1	13,9	13,6
8,0	17,6	17,2	16,8	16,4	16,0	15,7	15,4	15,0	14,7	14,4	14,1
8,7	18,3	17,8	17,4	17,0	16,7	16,3	15,9	15,6	15,3	15,0	14,6
9,4	18,9	18,5	18,1	17,7	17,3	16,9	16,5	16,2	15,8	15,5	15,2
0,1	19,6	19,2	18,7	18,3	17,9	17,5	17,1	16,8	16,4	16,1	15,7
0,8	20,3	19,8	19,4	18,9	18,5	18,1	17,7	17,3	17,0	16,6	16,3
1,5	21,0	20,5	20,0	19,6	19,1	18,7	18,3	17,9	17,5	17,2	16,8
2,1	21,6	21,1	20,7	20,2	19,8	19,3	18,9	18,5	18,1	17,7	17,4
2,8	22,3	21,8	21,3	20,8	20,4	19,9	19,5	19,1	18,7	18,3	17,9
3,5	23,0	22,5	22,0	21,5	21,0	20,5	20,1	19,7	19,2	18,8	18,4
4,2	23,7	23,1	22,6	22,1	21,6	21,1	20,7	20,2	19,8	19,4	19,0
4,9	24,3	23,8	23,2	22,7	22,2	21,7	21,3	20,8	20,4	19,9	19,5
5,6	25,0	24,4	23,9	23,4	22,8	22,3	21,9	21,4	20,9	20,5	20,1
6,3	25,7	25,1	24,5	24,0	23,5	22,9	22,4	22,0	21,5	21,1	20,6
7,0	26,4	25,8	25,2	24,6	24,1	23,5	23,0	22,5	22,1	21,6	21,2
7,7	27,0	26,4	25,8	25,2	24,7	24,2	23,6	23,1	22,6	22,2	21,7
8,4	27,7	27,1	26,5	25,9	25,3	24,8	24,2	23,7	23,2	22,7	22,2
9,1	28,4	27,7	27,1	26,5	25,9	25,4	24,8	24,3	23,8	23,3	22,8
9,8	29,1	28,4	27,8	27,1	26,5	26,0	25,4	24,9	24,3	23,8	23,3
0,4	29,7	29,1	28,4	27,8	27,2	26,6	26,0	25,4	24,9	24,4	23,9
1,1	30,4	29,7	29,1	28,4	27,8	27,2	26,6	26,0	25,5	24,9	24,4
1,8	31,1	30,4	29,7	29,0	28,4	27,8	27,2	26,6	26,0	25,5	25,0
2,5	31,8	31,0	30,3	29,7	29,0	28,4	27,8	27,2	26,6	26,0	25,5
3,2	32,4	31,7	31,0	30,3	29,6	29,0	28,4	27,7	27,2	26,6	26,0
3,9	33,1	32,4	31,6	30,9	30,2	29,6	28,9	28,3	27,7	27,1	26,6
4,6	33,8	33,0	32,3	31,6	30,9	30,2	29,5	28,9	28,3	27,7	27,1

	< 18,5 Untergewicht	18,5–24,9 Normalgewicht	25–29,9 Übergewicht	≥ 30 Fettleibigkeit
Nach Altersklassen				
5–24 Jahre	7,2%	81,3%	9,1%	2,4%
25–34 Jahre	4,3%	66,3%	23,8%	5,6%
35–44 Jahre	3,3%	59,8%	29,7%	7,2%
45–54 Jahre	2,4%	54,9%	31,5%	11,2%
55–64 Jahre	1,9%	47,6%	38,9%	11,6%
65–74 Jahre	1,4%	46,5%	39,6%	12,5%
über 75 Jahre	3,4%	48,0%	39,5%	9,2%

QUELLE: BAG, 2007

Nährstoffversorgung bei Diäten

	Energie (kcal/Tag)	Fett (g/Tag)	Eiweiss (g/Tag)	Kohlenhydrate (g/Tag)	Ballaststoffe (g/Tag)	Eisen (mg/Tag)	Kalzium (mg/Tag)	Magnesium (mg/Tag)	Selen (µg/Tag)	Natrium (mg/Tag)	Vitamin B9 (µg/Tag)	Vitamin C (mg/Tag)	Vitamin D (µg/Tag)	Vitamin E (mg/Tag)
Empfohlen [1]	1855	80	74	199						1967				
Empfohlen [2]					25	16,0	900	360	50		300	110,0	5,0	12
Bedarf [3]						12,3	693	299	39		213	84,7	3,9	9
Atkins 1	1152	75	102	13	3	10,4	294	126	k.A.	2934	135	67,0	k.A.	3
Atkins 2	1627	105	134	35	8	12,6	1701	294	k.A.	4046	391	95,0	k.A.	7
Atkins 3	1990	114	125	95	13	8,7	889	233	k.A.	3604	282	226,0	k.A.	10
Kalifornische 1	1127	58	88	60	14	11.5	451	292	66	2011	271	70,5	2,3	19
Kalifornische 2	1415	50	86	148	33	13,2	869	386	72	3932	683	605,5	0,1	12
Chrono-Ernährung	2419	111	138	214	28	18,3	1034	339	72	2524	308	85,0	1,8	9
Chrono-Ernährung +	2638	126	155	218	28	20,0	1121	360	85	3073	388	88,3	2,9	10
Cohen 1	1261	83	87	43	14	11,5	1057	217	40	2299	309	46,7	5,7	15
Cohen 2	1504	73	102	107	22	14,3	980	312	42	1598	471	147,3	0,5	7
Zitronen-Entgiftung	574	1	1	133	2	3,5	353	75	9	63	26	81,6	0	0
Dukan 1	1844	68	246	58	3	18,6	2013	403	149	5243	696	66,8	5,6	11
Dukan 2	1873	86	217	53	3	14,5	1596	318	206	3306	456	26,3	23,0	13
Dukan 3	2233	97	230	104	10	16,7	1874	401	215	3663	519	53,0	23,2	14
Fricker 1	940	42	95	45	9	6,8	1118	224	53	1935	44	129,7	1,6	8
Fricker 1+	1207	44	111	88	13	7,8	1484	276	58	2056	559	209,2	2,0	9
Fricker 2	1101	37	95	95	11	9,6	896	216	79	1633	305	35,8	0,4	11
Fricker 2+	1531	45	114	163	22	12,4	1305	317	85	1811	595	223.2	0,9	13
Fricker 3	1035	36	71	105	17	9,5	498	199	42	1288	299	65,6	3,5	6
Fricker 3+	1392	45	90	157	25	11,3	958	286	49	1508	455	147,9	3,8	8
Mayo	668	35	55	32	10	9,6	397	141	41	691	377	91,5	4,3	4
Miami 1	1287	75	108	44	16	11,6	1254	344	89	4184	509	206,8	1,2	13
Miami 2	1150	64	65	72	23	8,3	1507	246	40	2140	492	288,8	0,4	10
Miami 3	1515	84	94	90	19	10,3	1071	302	60	2613	394	196,5	2,1	9
Montignac 1	1317	70	89	80	18	11,8	1008	273	64	1963	264	100,2	0,4	9
Montignac 1+	1383	70	89	94	18	11,9	1014	275	64	1967	264	108,2	0,4	9
Montignac 2	1143	56	44	83	20	11,0	521	202	42	1263	315	100,4	2,3	10
Ornish	1273	13	48	258	38	24,0	1053	477	k.A.	3358	615	380,0	k.A.	7
Scarsdale	700	24	65	54	7	5,9	190	145	44	984	148	95,3	4,3	5
Kohlsuppe	594	10	42	82	35	11,0	976	313	13	2169	416	423,4	0	6
Weight Watchers	1462	42	73	207	26	28,0	1147	325	k.A.	2243	636	207,0	k.A.	29
Zone	1637	75	108	108	43	15,4	1007	355	56	1151	822	381,1	2,8	11

1 Empfehlungen der französischen Behörde Anses, Ausnahme: Natrium (Empfehlung der WHO)
2 Empfohlene Nährstoffzufuhr in Frankreich (Apports nutritionnels conseillés, ANC)
3 Durchschnittlicher Nährstoffbedarf

QUELLE: FRANZÖSISCHE STUDIE «ÉVALUATION DES RISQUES LIÉS AUX PRATIQUES ALIMENTAIRES D'AMAIGRISSEMENT», AGENCE NATIONALE
SÉCURITÉ SANITAIRE DE L'ALIMENTATION, DE L'ENVIRONNEMENT ET DU TRAVAIL (ANSES), 20

	Energie (kcal/Tag)	Fett (g/Tag)	Eiweiss (g/Tag)	Kohlenhydrate (g/Tag)	Ballaststoffe (g/Tag)	Eisen (mg/Tag)	Kalzium (mg/Tag)	Magnesium (mg/Tag)	Selen (µg/Tag)	Natrium (mg/Tag)	Vitamin B9 (µg/Tag)	Vitamin C (mg/Tag)	Vitamin D (µg/Tag)	Vitamin E (mg/Tag)
pfohlen	2500	100	100	262						3447				
pfohlen					25	9,0	900	420	60		330	110,0	5,0	12
larf						6,9	963	349	46		234	84,7	3,9	9
ins 1	1152	75	102	13	3	10,4	294	126	k.A.	2934	135	67,0	k.A.	3
ins 2	1627	105	134	35	8	12,6	1701	294	k.A.	4046	391	95,0	k.A.	7
ins 3	1990	114	125	95	13	8,7	889	233	k.A.	3604	282	226,0	k.A.	10
fornische 1	1602	101	107	65	20	15,2	650	478	68	2012	310	70,7	2,3	39
fornische 2	1415	50	86	148	33	13,2	869	386	73	3932	683	605,5	0,1	12
ono-Ernährung	2419	111	138	214	28	18,3	1034	339	72	2524	308	85,0	1,8	9
ono-Ernährung+	2638	126	155	218	28	20,0	1121	360	85	3073	388	88,3	2,9	10
nen 1	1261	83	87	43	14	11,5	1057	217	40	2299	309	46,7	5,7	15
nen 2	1504	73	102	107	22	14,3	980	312	42	1598	471	147,3	0,5	7
ronen-Entgiftung	574	1	1	133	2	3,5	353	75	9	63	26	81,6	0	0
kan 1	1844	68	246	58	3	18,6	2013	403	149	5243	696	66,8	5,6	11
kan 2	1873	86	217	53	3	14,5	1596	318	206	3306	456	26,3	23,0	13
kan 3	2233	97	230	104	10	16,7	1874	401	215	3663	519	53	23,2	14
ker 1	940	42	95	45	9	6,8	1118	224	53	1935	44	129,7	1,6	8
ker 1+	1207	44	111	88	13	7,8	1484	276	58	2056	559	209,2	2,0	9
ker 2	1101	37	95	95	11	9,6	896	216	79	1633	305	35,8	0,4	11
ker 2+	1531	45	114	163	22	12,4	1305	317	85	1811	595	223,2	0,9	13
ker 3	1035	36	71	105	17	9,5	498	199	42	1288	299	65,6	3,5	6
ker 3+	1392	45	90	157	25	11,3	958	286	49	1508	455	147,9	3,8	8
yo	668	35	55	32	10	9,6	397	141	41	691	377	91,5	4,3	4
mi 1	1287	75	108	44	16	11,6	1254	344	90	4184	509	206,8	1,2	13
mi 2	1150	64	65	72	23	8,3	1507	246	40	2140	492	288,8	0,4	10
mi 3	1515	84	94	90	19	10,3	1071	302	60	2613	394	196,5	2,1	9
ntignac 1	1317	70	89	80	18	11,8	1008	273	64	1963	264	100,2	0,4	9
ntignac 1+	1383	70	89	94	18	11,9	1014	275	64	1967	264	108,2	0,4	9
ntignac 2	1143	56	44	83	20	11,0	521	202	42	1263	315	100,4	2,3	10
ish	1273	13	48	258	38	24,0	1053	477	k.A.	3358	615	380	k.A.	7
arsdale	700	24	65	54	7	5,9	190	145	44	984	148	95,3	4,3	5
lsuppe	594	10	42	82	35	11,0	976	313	13	2169	416	423,4	0,0	6
ight Watchers	1462	42	73	207	26	28,0	1147	325	k.A.	2243	636	207	k.A.	29
ne	2471	144	130	139	48	18,7	1093	424	64	1118	915	435,8	2,9	19

Zahl hinter der Diätbezeichnung entspricht der Diätphase (siehe Seite 15)

e **Zahlen:** Erfüllt Empfehlungen/Bedarf nicht (Ballaststoffe, Natrium, Eisen, Kalzium, Magnesium, Selen, mine B$_9$, C, D und E)

ue **Zahlen:** Liegt über Empfehlungen (Eisen, Kalzium, Magnesium, Selen, Vitamine B$_9$, C, D und E)

Kalorienverbrauch

Verbrauch in kcal für eine Person mit einem Körpergewicht von 50, 60, 70 oder 80 kg

Während einer Stunde	MET[1]	50 kg	60 kg	70 kg	80 kg
Bügeln, Kleidungsstücke falten	2,3	121	145	169	193
Boden fegen, Badewanne reinigen (kniend)	3,8	200	239	279	319
Dachboden, Garage oder Trottoir fegen	4,0	210	252	294	336
Dürres Laub zusammenrechen	4,0	210	252	294	336
Duschen, sich anziehen	2,0	105	126	147	168
Essen, baden, sitzend telefonieren	1,5	79	95	110	126
Garten umgraben, Dachrinnen reinigen	5,0	263	315	368	420
Geschlechtsverkehr	1,5	79	95	110	126
Glühbirne wechseln, Bett machen, Geige spielen	2,0	105	126	147	168
Hecke schneiden	4,5	236	284	331	378
Im Freien normal schnell gehen	2,5	131	158	184	210
Jassen, nähen	1,5	79	95	110	126
Kind tragen, mit dem Hund Gassi gehen	3,9	158	189	221	252
Lasten die Treppe hochtragen	7,5	394	473	551	630
Pflanzen giessen, Klavier spielen, sich frisieren	2,5	131	158	184	210
Putzen	3,3	173	208	243	277
Rasen mähen (mit Motorrasenmäher)	4,5	236	284	331	378
Rasen mähen (mit Rasenmäher ohne Motor)	5,5	289	347	404	462
Schlafen	0,9	47	57	66	76
Schlagzeug spielen	4,0	210	252	294	336
Schnee schaufeln, Möbel umstellen	6,0	315	378	441	504
Sich mit einem Motorroller fortbewegen	2,5	131	158	184	210
Sitzend lesen	1,3	68	82	96	109
Sportanlass als Zuschauer beiwohnen	1,5	79	95	110	126
Staubsaugen	3,5	184	221	257	294
Stehen	1,2	63	76	88	101
Stehend mit einem Kind spielen (mässige Anstrengung)	4,0	210	252	294	336
Sitzend schreiben, stehend telefonieren	1,8	95	113	132	151
Sitzend mit einem Kind spielen, kochen (stehend)	2,5	131	158	184	210
Tanzen (Modern Dance)	4,8	252	302	353	403

1 Metabolic Equivalent of Task, Masseinheit für den Energieverbrauch durch eine Aktivität

QUELLE: THE COMPENDIUM OF PHYSICAL ACTIVITIES TRACKING GUIDE

Verbrauch in kcal für eine Person mit einem Körpergewicht von 50, 60, 70 oder 80 kg

Während einer Stunde	MET[1]	50 kg	60 kg	70 kg	80 kg
Bergwandern, beladen mit 0 bis 4 kg	6,5	341	410	478	546
Bergwandern, beladen mit 4,5 bis 9 kg	7,3	383	460	537	613
Bergwandern, beladen mit 9,5 bis 19 kg	8,3	436	523	610	697
Bergwandern, beladen mit mehr als 19 kg	9,0	473	567	662	756
Bergwandern, nicht beladen	6,3	331	397	463	529
Gehen mit 3 km/h, flach, fester Untergrund	2,8	147	176	206	235
Gehen mit 4 km/h, flach, fester Untergrund	3,0	158	189	221	252
Gehen mit 4 km/h, abwärts	3,3	173	208	243	277
Gehen mit 4,5 bis 5 km/h, flach, fester Untergrund	3,5	184	221	257	294
Gehen mit 4,5 bis 5,5 km/h, Steigung zwischen 1 und 5 %	5,3	278	334	390	445
Gehen mit 4,5 bis 5,5 km/h, Steigung zwischen 6 und 15 %	8,0	420	504	588	672
Gehen mit 5,5 km/h, flach, fester Untergrund	4,3	226	271	316	361
Gehen mit 6,5 km/h, flach, fester Untergrund	5,0	263	315	368	420
Gehen mit 7 km/h, flach, fester Untergrund	7,0	368	441	515	588
Gehen mit 8 km/h, flach, fester Untergrund	8,3	436	523	610	697
Gehen mit 8 km/h, Steigung von 3 %	9,8	515	617	720	823
Gehen mit dem Hund	3,0	158	189	221	252
Gehen, sehr langsam, weniger als 3 km/h, flach	2,0	105	126	147	168
Kinderwagen schieben, 4 bis 5 km/h	4,0	210	252	294	336
Treppensteigen, beladen mit 0,5 bis 7 kg	5,0	263	315	368	420
Treppensteigen, beladen mit 7 bis 11 kg	6,0	315	378	441	504
Treppensteigen, beladen mit 11 bis 22 kg	8,0	420	504	588	672
Treppensteigen, beladen mit 22 bis 33 kg	10,0	525	630	735	840
Treppensteigen, langsam	4,0	210	252	294	336
Treppensteigen, schnell	8,8	462	554	647	739
Nordic Walking mit 5,5 bis 6,5 km/h, flach	4,8	252	302	353	403
Nordic Walking mit 8 km/h, flach	9,5	499	599	698	798
Wandern, durchschnittlich	7,0	368	441	515	588
Wandern mit Rucksack, durchschnittlich	7,8	410	491	573	655

1 Metabolic Equivalent of Task, Masseinheit für den Energieverbrauch durch eine Aktivität

QUELLE: THE COMPENDIUM OF PHYSICAL ACTIVITIES TRACKING GUIDE

Verbrauch in kcal für eine Person mit einem Körpergewicht von 50, 60, 70 oder 80 kg

Während einer Stunde	MET[1]	50 kg	60 kg	70 kg	80 kg
Aerobic, Aquagymnastik	6,8	357	428	500	571
Badminton	5,5	289	347	404	462
Beachvolleyball, im Sand	8,0	420	504	588	672
Basketball	6,5	341	410	478	546
Billard	2,5	131	158	184	210
Boule, Boccia	3,3	173	208	243	277
Curling	4,0	210	252	294	336
Eishockey	8,0	420	504	588	672
Eiskunstlauf	7,0	368	441	515	588
Fallschirmsprung, Bungee Jumping	3,5	184	221	257	294
Fechten	6,0	315	378	441	504
Frisbee	3,0	158	189	221	252
Fussball (Hobbyspieler)	7,0	368	441	515	588
Golf	4,8	252	302	353	403
Handball	12,0	630	756	882	1008
Jonglieren	4,0	210	252	294	336
Kajak, mässige Anstrengung	5,0	263	315	368	420
Kampfsportarten, mässiger Rhythmus (Judo, Jiu-Jitsu, Karate, Taekwondo, Tai-Bo, Thaiboxen	10,3	541	649	757	865
Kanu, mässige Anstrengung	4,0	210	252	294	336
Kegeln	3,0	158	189	221	252
Klettern	8,0	420	504	588	672
Kunstturnen	3,8	200	239	279	319
Landhockey	7,8	410	491	573	655
Langlauf, 4 km/h, langsamer Rhythmus, Nordic Walking	6,8	357	428	500	571
Langlauf, 6,5 bis 8 km/h, mässiger Rhythmus	9,0	473	567	662	756
Langlauf, 8 bis 12,5 km/h, schneller Rhythmus	12,5	656	788	919	1050
Langlauf, mehr als 13 km/h, Spitzenläufer, Rennen	15,0	788	945	1103	1260
Laufen, durchschnittlich	8,0	420	504	588	672
Laufen, 6,5 km/h (9 Min./km)	6,0	315	378	441	504
Laufen, 8 km/h (7,5 Min./km)	8,3	436	523	610	697
Laufen, 8,4 km/h (7,3 Min./km)	9,0	473	567	662	756
Laufen, 9,6 km/h (6,25 Min./km)	9,8	515	617	720	823
Laufen, 10,8 km/h (5,5 Min./km)	10,5	551	662	772	882
Laufen, 11,25 km/h (5,3 Min./km)	11,0	578	693	809	924
Laufen, 12 km/h (5 Min./km)	11,5	604	725	845	966

Während einer Stunde	MET[1]	50 kg	60 kg	70 kg	80 kg
Laufen, 12,9 km/h (4,65 Min./km)	11,8	620	743	867	991
Laufen, 13,8 km/h (4,3 Min./km)	12,3	646	775	904	1033
Laufen, 14,5 km/h (4,1 Min./km)	12,8	672	806	941	1075
Laufen, 16 km/h (3,75 Min./km)	14,5	761	914	1066	1218
Reiten	5,5	289	347	404	462
Rollschuhfahren	7,0	368	441	515	588
Rollerskating, Freizeitrhythmus (15 km/h)	7,5	394	473	551	630
Rudern, mässig, (Ergometer 100 Watt)	7,0	368	441	515	588
Schneeschuhlaufen, mässige Anstrengung	5,3	278	334	390	445
Seilspringen	12,3	646	775	904	1033
Skateboardfahren, mässige Anstrengung	5,0	263	315	368	420
Ski alpin	7,0	368	441	515	588
Sporttauchen	7,0	368	441	515	588
Stehpaddeln	6,0	315	378	441	504
Squash	7,3	383	460	537	613
Surfen	3,0	158	189	221	252
Tennis	7,3	383	460	537	613
Tischtennis, Pingpong	4,0	210	252	294	336
Trampolin	3,5	184	221	257	294
Wasserski	6,0	315	378	441	504
Windsurfing	5,0	263	315	368	420
Volleyball	4,0	210	252	294	336
Velofahren, BMX	8,5	446	536	625	714
Velofahren, Hometrainer, durchschnittlich	7,0	368	441	515	588
Velofahren, Hometrainer, 30 bis 50 Watt	3,5	184	221	257	294
Velofahren, Hometrainer, 51 bis 89 Watt	4,8	252	302	353	403
Velofahren, Hometrainer, 90 bis 100 Watt	6,8	357	428	500	571
Velofahren, Hometrainer, 101 bis 160 Watt	8,8	462	554	647	739
Velofahren, Hometrainer, 161 bis 200 Watt	11,0	578	693	809	924
Velofahren, Hometrainer, 201 bis 270 Watt	14,0	735	882	1029	1176
Velofahren in den Bergen, durchschnittlich	8,5	446	536	625	714
Velofahren, Strasse, durchschnittlich	7,5	394	437	551	630
Velofahren, Strasse, 9 km/h	3,5	184	221	257	294
Velofahren, Strasse, 15 km/h	5,8	305	365	426	487
Velofahren, Strasse, 16 bis 19,2 km/h	6,8	357	428	500	571
Velofahren, Strasse, 19,3 bis 22,4 km/h	8,0	420	504	588	672
Velofahren, Strasse, 22,5 bis 25,6 km/h	10,0	525	630	735	840
Velofahren, Strasse, 25,7 bis 30,6 km/h	12,0	630	756	882	1008
Velofahren, Strasse, >32 km/h	15,8	830	995	1161	1327

1 Metabolic Equivalent of Task, Masseinheit für den Energieverbrauch durch eine Aktivität

QUELLE: THE COMPENDIUM OF PHYSICAL ACTIVITIES TRACKING GUIDE

Saison von Früchten und Gemüse in der Schweiz

	Jan.	Feb.	März	Apr.	Mai	Juni	Juli	Aug.	Sep.	Okt.	Nov.	Dez.
Aubergine												
Blumenkohl												
Bohnen												
Broccoli												
Chicorée												
Eisbergsalat												
Fenchel												
Gurken												
Kabis weiss												
Karotten												
Kartoffeln												
Kopfsalat												
Kürbis												
Lattich												
Lauch												
Mangold												
Nüsslisalat												
Peperoni												
Radieschen												
Rucola												
Spargeln												
Spinat												
Tomaten												
Zucchetti												
Zwiebeln												

	Jan.	Feb.	März	Apr.	Mai	Juni	Juli	Aug.	Sep.	Okt.	Nov.	Dez.
Äpfel, früh												
Äpfel, Herbst												
Äpfel, Lager												
Aprikosen												
Baumnüsse												
Birnen, früh												
Birnen, Herbst												
Birnen, Lager												
Brombeeren												
Cassis												
Erdbeeren												
Feigen												
Heidelbeeren												
Himbeeren												
Kirschen												
Kiwi												
Mirabellen												
Nektarinen												
Pfirsiche												
Pflaumen												
Quitten												
Stachelbeeren												
Trauben												
Weichseln												
Zwetschgen												

Mit Pan-Metron-Farbe und Seitenzahl

A | | **Pan-Metron-Farbe** | |
|---|---|---|
| Ananas, frisch | | 61 |
| Ananas, Konserve in leichtem Sirup | | 79 |
| Apéro-Käsewürfel | | 82 |
| Äpfel | | 61 |
| Appenzeller Käse | | 75 |
| Aprikosen | | 61 |
| Artischockenherzen | | 60 |
| Auberginen | | 60 |
| Austern | | 70 |
| Avocados | | 61 |
| Avocadoöl | | 77 |

B		
Bananen		61
Basler Leckerli		79
Bauernpastete		67
Baumnüsse		61
Berner Wurst		67
Birnen		61
Blanc Battu		72
Blätterteig, mit Butter		63
Blätterteig, mit pflanzlichem Fett		63
Blätterteigstangen		82
Blumenkohl		60
Bohnen, grün		60
Bonbons		79
Boursin		75
Brät		67
Brioche (Hefegebäck)		63
Broccoli		60
Brombeeren		61
Brot		
Butterzopf		63
Gipfeli		63
Halbweissbrot		62
Laugenbrötli		63
Ruchbrot		62
Tessinerbrot		62
Toastbrot		62
Vollkornbrot		62
Vollkorngipfeli		63
Walliser Roggenbrot		62

G	Pan-Metron-Farbe	
Gambas		70
Gans, aus dem Ofen		67
Gänsefett		77
Geflügelleber		66
Geflügelleberpastete		67
Gefüllte Zucchetti		83
Gemüsegratin		83
Gesalzene Käse-Crackers		82
Glace		
Fruchtglace		79
Fruchtsorbet		79
Schokoladeglace		79
Vanillecornet		79
Gnocchi		63
Grapefruit		61
Gurken		60

H		
Haferflocken		63
Hamburger, Hacktätschli		83
Haselnüsse		61
Haselnussöl		77
Haselnussstängeli		79
Hefeteig, gezuckert		63
Heidelbeeren		61
Himbeeren		61
Hirsch		66
Honig		79
Hotdog		83
Hummer		70

J		
Jakobsmuscheln		70
Joghurt		
nature, 0 % Fett		72
Frucht-Joghurt, 0 % Fett		72
Joghurt-Drink, mit Aroma		72
Haselnuss-Joghurt		72
Kaffee-Joghurt		72
mit Aroma		72
mit Früchten		72
nature		72

	Pan-Metron-Farbe	
Roquefort		75
Sbrinz		75
Tête de Moine		75
Tilsiter, Rohmilch		75
Vache qui rit		75
Vacherin Mont-d'Or		75
Ziegenkäse, frisch		75
Ziegenkäse, halbhart		75
Käsewähe		83
Kaugummi		79
Kaviar		69
Kebab		83
Kichererbsen		62
Kirschen		61
Kiwi		61
Knäckebrot		63
Kohl, weiss oder rot		60
Kokosnuss		61
Kokosöl		77
Kondensmilch, gezuckert		72
Kondensmilch, ungezuckert		72
Konfitüre (Durchschnitt)		79
Krabben		70
Krautstiel		60
Kresse		60
Krevetten		70
Kuchenteig, mit pflanzlichem Fett		63

L

Lamm, Gigot		67
Lamm, Kotelett, grilliert		67
Lamm, Nierstück		66
Landjäger		67
Languste		70
Lasagne		83
Lattich		60
Lauch, gekocht		60
Laugenbrötli		63
Linsen		62
Linzertorte		79
Löwenzahn		60

P	Pan-Metron-Farbe	
Paella		83
Palmöl, Palmfett		77
Papaya		61
Pastetli (Blätterteig)		83
Pekannuss		61
Peperoni, grün		60
Peperoni, rot		60
Perlhuhn		66
Petits-Beurre mit Schokolade		79
Petit Suisse, 40%, nature		72
Pferd, Entrecote		66
Pferd, Steak		66
Pfirsiche		61
Pilze, Vorspeise nach griechischer Art		83
Pilze, Konserven		60
Pizza mit Schinken und Käse		83
Pizzateig, mit pflanzlichem Fett		62
Polenta		62
Porridge		62
Pot-au-feu		83
Poulet		
aus dem Ofen		66
Brust		66
Prussiens		79
Q		
Quark		
20% Fett i. T., nature		75
40% Fett i. T., nature		75
halbfett		75
Rahmquark		75
Quiche Lorraine		83
R		
Radieschen		60
Rahm		
– Doppelrahm		72
– Halbrahm sauer		72
– Halbrahm UHT		72
– Kaffeerahm		72
– Schlagrahm		72
– Vollrahm UHT		72
Randen		60

	Pan-Metron-Farbe	
Rapsöl		77
Ratatouille		60
Reh		66
Reis		
Vollreis		62
weiss		62
Reissalat		83
Rhabarber		61
Ricotta		75
Rindfleisch		
Entrecote		67
Filet oder Tournedos		66
Hackfleisch		66
Steak		66
Tatar		67
Rosenkohl		60
Rosinen		61
Rösti (bereit zum Anbraten, Fertigprodukt)		62
Rucola		60
Rüebli		60
S		
Sablés		79
Salami		67
Salzstängeli		82
Sandwich		
Käse		83
Poulet		83
Roastbeef		83
Salami		83
Schinken und Käse		83
Sardinen, frisch		69
Sardinen im Öl (Konserve)		69
Sauerkraut		60
Sauerkraut mit Speck und Würsten		83
Sauermilch Bifidus, nature		72
Sauermilch mit Rahm		72
Schalotten		60
Schinken-Käse-Toast		83

	Pan-Metron-Farbe	
Schinkengipfeli	�©	63
Schokolade		
Milchschokolade	▣	79
schwarz	▣	79
weiss	▣	79
Schokoladen-Mousse	▣	79
Schokoriegel	▣	79
Schüblig	▣	67
Schwarzwäldertorte	▣	79
Schweinefleisch		
Braten	▦	67
gekochter Schinken	▣	67
Kochspeck, geräuchert	▣	67
Kotelett	▦	66
Rippli	▣	67
Rohschinken	▣	67
Rollschinken	▣	67
Schweineschmalz	▣	77
Seehasenrogen	▣	69
Sesamöl	▣	77
Sojaöl	▣	77
Sonnenblumenöl	▣	77
Spargeln	▦	60
Speck, Kochspeck, geräuchert	▣	67
Spinat (gekocht)	▦	60
Stängelglacé mit Schokoladenüberzug	▣	79
Stangensellerie	▦	60
Steinpilze	▦	60
Surimi	▦	70
Strandschnecken	▦	70
T		
Taboulé (ohne Öl und Zitrone)	▦	83
Teigwaren	▦	62
Teigwaren, Vollkorn	▦	62
Tintenfisch	▬	69
Tomaten, geschält, Konserven	▣	60
Tomaten, roh	▦	60
Tortilla-Chips, Mais	▣	82
Trauben	▦	61
Traubenkernöl	▣	77

	Pan-Metron-Farbe	
Trockenfrüchtemischung mit Nüssen für Apéro		82
Trutenschnitzel		66
Truthahn aus dem Ofen		66
V		
Vanillecreme		79
Vanillecornet, Glace		79
Venusmuscheln		70
W		
Waffeln mit Schokoladenüberzug		79
Wassermelonen		61
Weisse Rüben		60
Weisskohl		60
Wienerli		67
Wild, Pastete		67
Wildschwein		66
Z		
Zitronen		61
Zucchetti		60
Zucker, weiss		79
Zuckermaiskolben		62
Zuger Kirschtorte		79
Zwetschgen		61
Zwieback		63
Zwiebeln		60

Mehr Nahrungsmittel und Gerichte in der online zugänglichen
Pan-Metron-Datenbank (siehe Seite 104 f.)

Stichwortregister